M. PASTEUR

LA RAGE

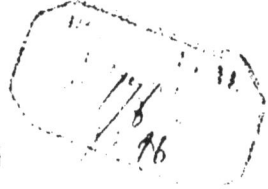

I0031043

LE

VACCIN CHARBONNEUX

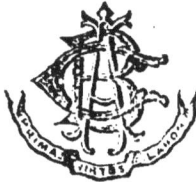

PARIS

BERNARD TIGNOL, ÉDITEUR

45, QUAI DES GRANDS-AUGUSTINS, 45

—

1886

Tous droits de traduction réservés.

M. PASTEUR

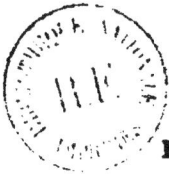

LA RAGE

LE VACCIN CHARBONNEUX

M. PASTEUR

LA RAGE

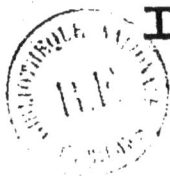

LE

VACCIN CHARBONNEUX

PAR

AUGUSTE BRODIN COLLET

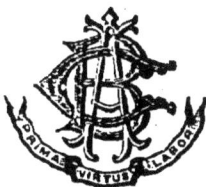

PARIS

BERNARD TIGNOL, ÉDITEUR

15, QUAI DES GRANDS-AUGUSTINS, 45

—

1886

PRÉFACE

—✦—

Nous ne voulons pas écrire un livre, une simple notice faisant connaître aux intéressés d'abord, et à ceux qui désirent s'instruire ensuite, « LE VACCIN CHARBONNEUX PASTEUR ».

Pasteur ! écrire sa vie, ses travaux, ses œuvres, est au-dessus de nos forces. Nous nous contenterons de signaler en quelques lignes les découvertes de ce penseur devenu par la science et le microscope un bienfaiteur de l'humanité. Y a-t-il une plus noble tâche que celle qui consiste à étudier, dans le calme austère du laboratoire, les mystères de la science, et, par un travail patient et sublime, à déchiffrer les merveilles de Dieu ?

Dans une réunion d'intimes composée d'artistes, de littérateurs, on causait de « LA RAGE », je crus le moment favorable de parler « VACCIN ».

Le « VACCIN PASTEUR », où le prend-on ? Tout le monde peut le faire !

Si, en France, dans les classes reconnues intelligentes, on se fait une idée aussi fausse des découvertes de Pasteur, comment les faire arriver aux vrais intéressés, à ceux qui doivent les premiers en profiter ?

Telle a été l'idée de ces pages écrites par un propagateur-vulgarisateur , dans les pays étrangers du vaccin charbonneux.

Nous le reconnaissons, le nom de Pasteur restera plus célèbre, plus béni dans les masses, dans l'opinion publique, par la découverte de l'antidote de la rage, — affaire de sentiment. — Mais ses travaux sur les ferments, les maladies des vers à soie, le charbon, etc., etc., auront été cent fois plus utiles.

Ses découvertes scientifiques ne font-elles pas la richesse de l'industrie ? Ne sauvegardent-elles pas l'agriculture en annihilant l'épidémie charbonneuse qui jadis décimait les troupeaux (1) et ruinait les cultivateurs-éleveurs, aujourd'hui si cruellement éprouvés dans tous les pays par la crise économique et sociale qui nous enlace et nous étreindra de plus en plus ?

Le « VACCIN CHARBONNEUX » n'est-il point, pour la science, le point de départ qui éclaire d'un rayon lumineux la recherche des causes des maladies contagieuses chez l'homme et les animaux ? La première application de

---

(1). Les vaccinations, pratiquées en France et à l'étranger, depuis 1881, ont fait tomber la mortalité de 10 à 12 pour cent en moyenne *au-dessous de* 1 pour cent.

cette découverte, disons de la MÉTHODE PASTEUR, n'est-ce pas la guérison de la rage?

En France, « M. Pasteur, histoire d'un savant par un Ignorant » (un Ignorant!?) est un livre qui a eu un grand succès. Il mettait à la portée de tous, dans un langage clair, les travaux du maître, travaux trop techniques, par conséquent arides pour le lecteur vulgaire, le public.

A l'étranger, le propagateur-vulgarisateur sera-t-il aussi heureux dans cette notice? Il la met sous le patronage du grand savant français, dont il est fier d'être un pionnier.

LES ALOUETTES, *Novembre 1886.*

PREMIÈRE PARTIE

M. PASTEUR.

SA VIE, SES OEUVRES.

I

M. PASTEUR

Sa vie, ses œuvres.

M. Pasteur (Louis), le savant français dont tout le monde connaît aujourd'hui les découvertes, est né à Dôle (Jura), le 27 décembre 1822.

Quelques dates pour préciser à la fois ses premières études et ses premiers succès :

En 1843, il est admis à l'École normale supérieure, avec le n° 4.

La chimie l'attire invinciblement. Il est, à cette époque, l'un des meilleurs élèves de Dumas et de Balard, dont il devient bientôt le préparateur. Après un incessant labeur de trois années, au cours desquelles il soutient sa thèse de docteur ès-sciences, il est reçu agrégé des sciences physiques et nommé professeur au lycée de Tournon.

Quitter Paris, c'est interrompre ses études, c'est perdre le fruit de tous ses travaux. Pasteur accepte à regret ce nouveau poste, mais l'intervention active de Balard le fait maintenir au laboratoire de l'École normale.

Dès cet instant, la carrière du jeune savant n'est plus qu'une succession de triomphes.

Envoyé, en 1848, comme professeur de physique au lycée de Dijon, il passe, trois mois après, en qualité de suppléant de la chaire de chimie, à la faculté de Strasbourg, et se fait si bien apprécier là par le recteur d'Académie que celui-ci lui donne sa fille en mariage.

Détail curieux : ses études expérimentales le passionnaient à un tel point, que le matin même de son mariage, il fallut aller le chercher dans son laboratoire pour lui rappeler que l'heure de la cérémonie nuptiale avait sonné.

En 1852, il était nommé titulaire de la chaire de chimie et décoré quelques mois après.

En 1854, c'est-à-dire à l'âge de 32 ans, nous retrouvons M. Pasteur doyen de la faculté des sciences de Lille.

En 1862, il est élu membre de l'Académie des sciences.

De 1857 à 1867, il est chargé de la direction des études scientifiques de l'École normale supérieure.

En 1863, il est nommé officier de la Légion d'honneur et professeur de physique à l'École des Beaux-Arts.

De 1867 à 1875, il est titulaire de la chaire de chimie à la Sorbonne et est promu commandeur de la Légion d'honneur.

En 1870, un décret impérial, qui n'a pas le temps de paraître à l'*Officiel,* le nomme sénateur.

En 1878, il est promu grand officier de la Légion d'honneur.

En juillet 1881, il est nommé grand-croix de la Légion d'honneur, le 8 décembre de la même année il est élu membre de l'Académie française.

Dans les premiers mois de 1881, les médecins du monde entier, réunis au Congrès de Londres, lui font une réception enthousiaste et le gouvernement anglais fait traduire et distribuer aux associations agricoles le compte rendu de ses travaux.

Enfin, il y a deux ans, les Chambres, voulant honorer une des plus pures gloires de la France, votaient en faveur de

Louis Pasteur une pension annuelle de 25,000 francs, à titre de récompense nationale.

Jamais récompense nationale n'avait été aussi méritée, car rien n'avait arrêté le zèle ardent de M. Pasteur. Recherches incessantes, voyages pénibles, expériences dangereuses, fatigues continuelles, il entreprit et brava tout jusqu'au moment où, surmené par cette existence écrasante, il fut atteint d'hémiplégie et lutta pendant de longs mois contre la mort.

Revenu enfin à la santé, M. Pasteur reprit ses recherches et l'on peut dire qu'il les a poussées jusqu'aux plus hautes limites que puisse atteindre l'intelligence humaine.

Ce qui domine dans ses travaux, c'est l'esprit de déduction c'est cette logique expérimentale d'une rigueur absolue qui le pousse d'une découverte à une autre, ouvrant ainsi de magnifiques horizons aux investigations futures.

L'œuvre de M. Pasteur est immense.

Elle commence par l'étude des fermentations, c'est-à-dire de l'action de ces petits êtres animés dont le microscope nous révèle l'existence, sur des subtances inanimées.

Elle distingue le *microbe* qui rend le vin acide, celui qui le rend filant, celui qui fait tourner le lait, celui qui rend la bière aigre ou putride.

Puis elle entreprend de déterminer l'action des microbes sur des organismes plus élevés et les conditions de cette lutte pour l'existence entre deux êtres vivants.

Elle nous montre, dans la graine même des vers à soie, les germes de la maladie qui infecte les magnaneries et, dans le sang des moutons, la *bactéridie,* qui envahit tout l'organisme des animaux atteints du charbon. Enfin, dans le cours de cette longue série d'observations, M. Pasteur a toujours constaté qu'il n'y avait pas un seul être vivant sans un germe et, chaque fois que l'occasion s'en est présentée, il a démontré victorieusement l'erreur de ceux qui croyaient aux générations spontanées.

Les résultats pratiques de ces merveilleuses expériences, on les devine.

Pour le vigneron, c'est la possibilité de conserver son vin ; pour l'éleveur de vers à soie, le moyen de n'opérer que sur de bonnes graines; pour le cultivateur, la certitude de préserver ses bestiaux de toutes les maladies virulentes ; pour le médecin, pour l'homme de science, ce sont de nouveaux horizons ouverts à l'étude des maladies contagieuses ; enfin, pour le philosophe, c'est le renversement complet des théories de la génération spontanée.

Il y a peu de savants qui aient rendu de pareils services.

II

LES FERMENTATIONS

Fermentation lactique. — Théories de Liebig, Berzelius, Mitscherlich et de Pasteur. — Acide butyrique. Les infiniment petits.— Fermentation acétique.—Le vinaigre.

Les découvertes de Pasteur renversent les théories de Liebig, Berzelius et Mitscherlich.

C'est en 1857, que Pasteur publie son premier mémoire sur la fermentation lactique.

Il venait d'être nommé doyen de la Faculté des sciences de Lille. Une des principales industries du département du Nord est le travail de la betterave et des grains pour en tirer de l'alcool. Le jeune doyen voulut être directement utile à ses auditeurs en consacrant une partie de ses leçons à l'étude de la fermentation.

D'ailleurs, il était dominé par les réflexions que lui suggérait l'étrangeté du phénomène qu'il avait rencontré précédemment dans cette influence de la dissymétrie moléculaire des deux acides tartriques en rapport avec la vie d'un être microscopique.

Il entrevoyait des clartés nouvelles sur cet obscur problème de la fermentation et il se disait que ce rôle si actif d'un infiniment petit ne devait pas être un fait isolé et qu'il y avait derrière ce phénomène quelque grande loi générale.

Il publia donc son premier mémoire sur la fermentation lactique suivi bientôt d'une foule d'autres sur les fermentations tartrique, alcoolique, butyrique, et pour toutes ces fermentations, non seulement il étudie les phénomènes au point de vue chimique, c'est-à-dire au point de vue de la décomposition et de la transformation des substances qui fermentent, mais aussi au point de vue physiologique.

Il établit, en effet, que la cause de la fermentation doit être attribuée à des êtres extrêmement petits, visibles seulement au microscope.

A chaque fermentation correspond un être différent.

Avant cette découverte de Pasteur, les phénomènes de fermentation étaient envisagés tout autrement.

Une théorie régnait presque sans partage, théorie fort ancienne et que le chimiste allemand Liebig, en la rajeunissant, avait dotée de son nom.

« Les ferments, disait Liebig, sont toutes ces matières azotées : albumine, fibrine, caséine... ou les liquides qui les renferment, l'urine... dans l'état d'altération qu'elles éprouvent au contact de l'air. »

L'oxygène de l'air était, dans ce système, la première cause d'ébranlement moléculaire des matières azotées dont le mouvement se communiquait de proche en proche dans l'intérieur des substances fermentescibles et les résolvait en produits nouveaux.

Ces idées théoriques sur le rôle de l'oxygène de l'air avaient leur point d'appui dans des expériences faites au commencement du siècle par Gay-Lussac. Gay-Lussac avait vu, par exemple, le moût de raisin qui avait été conservé sans altération pendant une année entière entrer en fermentation par le seul fait d'avoir été transvasé, c'est-à-dire d'avoir été mis un instant au contact de l'oxygène de l'air. L'oxygène de l'air paraissait donc le « primus movens » de la fermentation.

Les illustres chimistes Berzelius et Mitscherlich envisageaient autrement encore ces mêmes phénomènes. Ils les rangeaient dans cette classe de phénomènes obscurs désignés sous le nom de phénomènes de contact. Le ferment ne prenait rien et ne cédait rien à la matière fermentescible. C'était une substance albuminoïde douée d'une force dite catalytique ou de présence.

En résumé, tous les travaux publiés sur ce sujet s'accordaient à rejeter l'hypothèse d'une influence quelconque de la vie dans la cause des fermentations. Aussi le premier ouvrage de M. Pasteur fut-il une véritable révolution, puisqu'il trouva dans la fermentation lactique des êtres organisés et vivants.

Le ferment lactique était formé de cellules ou plutôt de petits articles étranglés à leur centre, d'une petitesse extrême, n'ayant guère qu'un millième de millimètre de diamètre. Il se reproduisait par scission, c'est-à-dire que le petit article étranglé se séparait en son milieu et formait deux petits globules qui, en s'allongeant un peu et s'étranglant à leur tour, donnaient lieu à deux articles nouveaux, chacun de ceux-ci à deux autres et ainsi de suite.

Pourquoi ne les avait-on pas aperçus avant M. Pasteur ? Parce que les chimistes n'avaient jamais observé de production de fermentation lactique qu'avec des matières complexes et notamment en ajoutant à du lait ou à du sucre de la craie, pour maintenir la neutralité du milieu fermentant et des matières, comme la caséine, le gluten, des membranes animales, toutes substances qui, regardées au microscope, offraient une multitude infinie de granulations minérales ou organiques avec lesquelles se pouvaient confondre les éléments du ferment lactique. Aussi le premier soin de M. Pasteur, pour mettre en évidence la présence du ferment et de sa vie propre, fut-il de remplacer la matière caséeuse et toutes ses congénères par une substance azotée soluble qui permettrait la recherche au microscope de tous les produits cellulaires vivants.

Pour bien démontrer que les raisonnements de Liebig se trouvaient complètement détruits par la théorie nouvelle, Pasteur voulut faire deux expériences capitales, l'une relative à la levure de bière ou levure alcoolique, l'autre relative à la levure ou ferment lactique.

Il introduisit dans une solution de sucre pur une petite quantité d'un sel d'ammoniaque cristallisable, puis des phosphates de potasse et de magnésie, et il sema dans ce milieu une quantité pour ainsi dire impondérable de cellules de levure fraîche. Dans ces conditions, les cellules semées se multiplièrent et le sucre fermenta.

En d'autres termes, l'azote de l'ammoniaque et le carbone du sucre, le phosphore, le potassium, le magnésium des sels minéraux se réunirent pour constituer les principes chimiques propres aux divers matériaux qui composent le ferment.

Par cette expérience si simple mais si démonstrative, la puissance d'organisation du ferment était désormais établie.

La théorie du contact, la théorie de Berzélius, était renversée puisqu'il était évident que, dans une telle expérience, la matière fermentescible fournissait au ferment un de ses éléments essentiels, le carbone.

La théorie de Liebig, qui invoquait un mouvement communiqué emprunté à une matière albuminoïde azotée, n'avait plus de raison d'être, puisque cette matière azotée avait été supprimée. Tout se passait entre le sucre et un germe de ferment qui trouvait sa vie et son développement dans des matières nutritives dont la plus importante était la matière fermentescible. La fermentation, enfin, apparaissait comme un simple phénomène de nutrition. Le ferment augmentait de poids en se nourrissant de sucre, et sa puissance de vie se montrait telle qu'il arrivait à constituer les matériaux si complexes de son organisation à l'aide du sucre et d'éléments purement minéraux.

Dans la seconde expérience relative au ferment lactique, Pasteur démontre que, malgré leur petitesse et leur confusion possible avec les granulations amorphes du caséum ou du gluten, les petits articles de ferment lactique étaient bien vivants et que c'était à eux, et à eux seuls, qu'il fallait attribuer la cause de la fermentation lactique. Il mêla à de l'eau sucrée pure une petite quantité d'un sel d'ammoniaque, des phosphates alcalins et terreux, et du carbonate de chaux pur obtenu par précipitation. Au bout de 24 heures, la liqueur commença de se troubler, et un dégagement de gaz eut lieu. La fermentation continua les jours suivants. L'ammoniaque disparut, les phosphates et le sel calcaire se dissolvèrent; du lactate de chaux prit naissance et correlativement on vit se déposer le petit ferment lactique.

Le germe de la fermentation lactique avait été cette fois emprunté aux poussières des produits mélangés ou répandus sur les vases, ou disséminés dans l'air ambiant. Les résultats de cette seconde expérience éloignaient de nouveau et d'une manière absolue toute idée de mouvement communiqué, c'est-à-dire toute la théorie de Liebig.

ACIDE BUTYRIQUE. — Une troisième expérience, qui se confond à certains égards avec les deux précédentes, amena M. Pasteur à découvrir un nouveau ferment, le ferment de l'acide butyrique.

Ce ferment est constitué par une espèce du genre *vibrion*. De petites baguettes cylindriques, translucides, arrondies à leurs extrémités, isolées ou réunies par chaîne de deux, de trois, de quatre bâtonnets, quelquefois même davantage, forment ces vibrions. Ils s'avancent en glissant, le corps droit ou flexueux et ondulé; ils se reproduisent par scission, et c'est à ce mode de génération qu'est due la disposition en chaîne d'articles qu'ils affectent d'ordinaire. On peut semer

ces sortes de petits infusoires comme on sème de la levure
de bière ou de la levure lactique. Si le milieu est approprié à
leur nourriture, ils se multiplient à l'infini ; mais le caractère le plus essentiel à signaler est celui-ci : on peut les semer
dans un liquide qui ne renferme que de l'ammoniaque et des
substances minérales ou cristallisables, et la substance fermentescible, sucre, acide lactique, gomme, etc... La fermentation butyrique se manifeste en même temps ,que ces petits
êtres se multiplient.

Ce ferment a offert à M. Pasteur une particularité toute
nouvelle.

Ces vibrions vivent et se multiplient sans qu'il soit nécessaire de leur fournir la plus petite quantité d'air ou d'oxygène
libre. Et non seulement ces vibrions vivent sans air, mais l'air
les fait périr et arrête la fermentation qu'ils déterminent.

Si l'on fait passer dans la liqueur où ils se multiplient un
courant d'acide carbonique pur, pendant un temps quelconque, leur vie et leur reproduction n'en paraissent nullement
affectées. Que l'on remplace, au contraire, sans rien changer
aux autres conditions de l'épreuve, le courant d'acide carbonique par un courant d'air atmosphérique, pendant une ou
deux heures seulement, les vibrions tombent sans mouvement au fond du vase, et la fermentation butyrique, qui était
liée à leur existence, se trouve aussitôt arrêtée.

M. Pasteur désigna cette nouvelle classe d'êtres du nom
« d'êtres *anaérobies* », c'est-à-dire d'êtres vivant sans air.

Cette découverte frappa singulièrement les esprits.

« Dans ces infiniment petits de la vie, disait un jour
« M. Dumas à M. Pasteur, devant l'Académie des sciences,
« vous avez découvert un troisième règne, celui auquel ap-
« partiennent ces êtres qui, avec toutes les prérogatives de la
« vie animale, n'ont pas besoin d'air pour vivre, et trouvent
« la chaleur qui leur est nécessaire dans les décompositions
« chimiques qu'ils provoquent autour d'eux. »

Si la fermentation et la putréfaction sont principalement l'œuvre de ces êtres anaérobies vivant sans oxygène libre, les combustions lentes se trouvent au contraire sous la dépendance très prépondérante, sinon exclusive, de la classe des infiniment petits aérobies. Ce sont ces derniers qui ont la propriété de fixer l'oxygène de l'air. Ce sont ces organismes inférieurs qui sont les agents puissants du retour à l'atmosphère de tout ce qui a vécu.

M. Pasteur a démontré le rôle de ces êtres microscopiques et leur action simultanée dans ces trois grands phénomènes naturels : la fermentation, la putréfaction et la combustion lente.

« Un être vivant vient de mourir : animal ou plante, ou débris de l'un ou de l'autre. Il est exposé au contact de l'air. A la vie qui l'a abandonné va succéder la vie sous d'autres formes. Dans les parties superficielles et que l'air peut toucher les germes des infiniment petits aérobies éclosent et se multiplient. Le carbone, l'hydrogène et l'azote de la matière organique se transforment par l'oxygène de l'air, et sous l'influence de la vie de ces aérobies, en acide carbonique, en vapeur d'eau et en gaz ammoniac. Et tant qu'il y aura en présence de la matière organique et de l'air, ces combustions se prolongeront.

En même temps que ces combustions superficielles se produisent, la fermentation et la putréfaction font leur œuvre, au sein de la masse, par les germes développés des anaérobies qui, eux, non seulement n'ont pas besoin de l'oxygène pour vivre, mais que l'oxygène fait périr. Peu à peu, à la longue, par ce travail de fermentation sourde et de combustion lente, les phénomènes s'accomplissent. Que ce soit à l'air libre, ou sous la terre, toujours plus ou moins imprégnée d'air, toute matière animale et végétale finit par disparaître. Pour que ces phénomènes soient entravés, il faut une température extrêmement basse. C'est ainsi que, dans les glaces du pôle, on a retrouvé parfaitement intacts des éléphants antédiluviens. Les organismes microscopiques ne peuvent pas vivre à une température aussi froide. Ces faits viennent encore fortifier toutes les idées nouvelles sur l'importance du rôle des infiniment petits qui sont comme les maîtres du monde. Si l'on supprimait leur travail toujours latent, la surface du globe, encombrée de matières organiques, deviendrait inhabitable.

FERMENTATION ACÉTIQUE. — M. Pasteur aborda bientôt après l'étude de la fermentation acétique, c'est-à-dire de la transformation du vin en vinaigre.

Tout le monde sait que le vin, abandonné à l'action de l'air, se transforme en vinaigre : ce que l'on ignore généralement, c'est que le vinaigre, c'est-à-dire le vin aigri, au contraire du vin, ne renferme plus aucun alcool. Si l'on vient à le distiller, il se dégage encore de l'eau et un esprit, mais cet esprit est acide, très piquant à l'odorat et non inflammable ; séparé de l'eau qui l'a entraîné pendant la distillation, cet esprit porte le nom d'acide acétique et c'est sous cette forme qu'on l'emploie dans ces flacons de sels anglais dont la vapeur est si pénétrante.

Si l'on bornait ses connaissances à ce qui précède, il semblerait que de l'alcool étendu d'eau et exposé à l'air devrait fournir de l'acide acétique. Il n'en est rien. On pourrait faire séjourner des années entières au contact de l'air, de l'eau pure alcoolisée au degré des vins ordinaires, sans que la moindre acétification se produisît.

C'est qu'il s'agit encore ici des phénomènes de fermentation que Pasteur a étudiés avec tant de succès.

La célèbre théorie de Liebig, que devait détruire Pasteur, se résumait ainsi :

« Si l'eau alcoolisée ne peut s'aigrir au contact de l'air, à la manière du vin, c'est que l'eau pure alcoolisée est privée d'une matière albuminoïde qui, au contraire, existe dans le vin, qui s'y trouve en voie d'altération et qui est un ferment capable de fixer l'oxygène de l'air sur l'alcool. »

Voici par quelle expérience Pasteur renversa cette théorie.

Cette matière albuminoïde, dont parlait Liebig, M. Pasteur la remplaça par des substances salines cristallisables, phosphates alcalins et terreux, auxquels on adjoint un peu de phosphate d'ammoniaque. Dans ces conditions, surtout si l'on acidule l'eau alcoolisée par de petites quantités d'acide acétique pur, on voit le mycoderme se développer et l'alcool se transformer en acide acétique.

Il n'était pas possible de démontrer d'une façon plus convaincante que les matières albuminoïdes du vin ne sont pas le ferment de la fermentation acétique du vin. Le vrai ferment du vinaigre, le seul, c'est ce petit champignon, cette petite plante, la plus simple et la plus minime de toutes les plantes qui soient au monde, et qu'on connaît depuis un temps immémorial sous la dénomination vulgaire de « fleur de vinaigre ». Ce petit champignon est, d'une manière invariable, toujours présent à la surface d'un vin qui se transforme en vinaigre. Liebig n'ignorait pas ce détail, mais ce n'est là, disait-il, qu'une simple coïncidence. Or, ce petit champignon, c'est lui qui est le grand agent du phénomène, c'est lui qui fait tout.

LE VINAIGRE. — Voici donc la théorie de Pasteur :

La formation du vinaigre est toujours précédée, sans aucune exception, du développement, à la surface du vin, d'une petite plante formée d'articles un peu étranglés, d'une ténuité extrême, et dont l'accumulation donne lieu, tantôt à un voile léger, quelquefois à peine visible, tantôt à un voile ridé de très petite épaisseur, gras au toucher, parce que la plante contient des matières grasses diverses.

Cette petite plante, ce cryptogame, a la propriété singulière de condenser des quantités considérables de gaz oxygène et d'en provoquer la fixation sur l'alcool, ce qui transforme cette dernière substance en acide acétique. Cette petite plante n'a pas moins d'exigence que les grands végétaux. Il lui faut, pour vivre, des aliments appropriés ; le vin les lui offre en abondance ; matière azotée, phosphates de magnésie et de potasse. Elle se plaît, en outre, dans les climats chauds. Aussi pour la cultiver dans les régions tempérées est-il bon de chauffer artificiellement les locaux où on l'entretient. En outre, sa vie se développe encore bien mieux et bien plus vite quand on rend le vin plus acide par l'acide acétique.

Quoi de plus simple dès lors que de fabriquer du vinaigre ?

Prenez du vin, et, après l'avoir mélangé dans la proportion d'un quart à un tiers de son volume à du vinaigre déjà formé, semez à sa surface la petite plante ouvrière de *l'acétification*. Il suffit de *prélever* un peu du voile mycodermique sur un liquide qui en est recouvert et de le transporter, au moyen d'une spatule en bois, à la surface du nouveau liquide à acétifier. Quand on opère en été, ou en hiver dans une *pièce* chauffée de 15 à 25 degrés centigrades, après 24 ou 48 heures, tout au plus, le mycoderme semé recouvre tout le liquide, tant est rapide et facile son développement. En quelques jours, tout le vin est devenu du vinaigre.

Dans une discussion qu'il *soutenait* à l'Académie des sciences, M. Pasteur, pour affirmer cette *prodigieuse* activité de ce petit être, disait :

« Je me ferais fort, dans l'intervalle de 24 heures, de recouvrir de mycoderma aceti, une surface de liquide vineux aussi étendue que la salle qui nous rassemble. Je n'aurais qu'à l'ensemencer la veille par petites places à peine visibles de mycoderma aceti de nouvelle formation. »

Et pour trouver une première fois ce mycoderme, afin de le semer, rien de plus simple. Il suffit de placer dans un endroit chaud un mélange de vin et de vinaigre. En peu de jours, on voit apparaître çà et là de petites taches grisâtres qui vont s'étendant progressivement et rapidement. Ces petites taches, c'est le mycoderma aceti, né des semences que le vin ou le *vinaigre* qui lui a été ajouté renfermait, ou que l'air a déposées.

Tel est le système de Pasteur sur la fermentation acétique.

Un grand négociant d'Orléans, qui s'est inspiré dès les premières années du procédé conseillé par le savant français, a remporté le prix qu'avait fondé la Société d'Encouragement au bien de l'industrie nationale pour une fabrication industrielle perfectionnée. Au bout de 9 à 10 jours, quelquefois huit, tout son vin acétifié est converti en vinaigre et, de son aveu, sur 100 litres de vin mis en fabrication, il retire 95 litres de vinaigre.

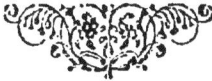

III

LES GÉNÉRATIONS SPONTANÉES

Études sur le vin (le chauffage). — Études sur la bière
(la Pasteurisation). — Maladies des vers à soie.

Dans le rôle des fermentations, l'origine de ces *petits êtres*
microscopiques s'imposait à M. Pasteur comme une *nécessité*
inévitable.

Quand on abandonne, à une température convenable, des
liquides organiques ou des infusions organiques diverses,
bientôt ceux-ci se remplissent d'une multitude prodigieuse
d'êtres aux formes variées, les uns mobiles, les autres immobiles. D'où viennent-ils? naissent-ils spontanément dans les
liquides, ou ont-ils pour ancêtres des parents ou germes semblables à eux? Malgré les difficultés qu'il devait rencontrer
dans cette question tant de fois discutée et jamais résolue,
difficultés pressenties par l'illustre M. Dumas et qui lui faisaient dire: « Je ne conseillerais à personne de s'attarder
longtemps dans cette étude », Pasteur, sans s'occuper
des controverses philosophiques ou religieuses entreprit ce
grand problème, poussé par un seul amour, celui de la
recherche de la vérité. On n'a pas oublié encore les reten-

tissantes discussions qui durèrent plusieurs années, et pendant lesquelles, pour établir la vérité, Pasteur fut obligé à plusieurs reprises de porter le débat devant des commissions académiques. Dans aucun cas ses expériences ne furent trouvées en défaut, et toujours il parvint à découvrir la cause d'erreur commise par ses adversaires. De ce grand débat, dont les derniers échos se font encore entendre de temps à autre, il résulte que, quelles que soient les conditions dans lesquelles on place les substances altérables, les organismes microscopiques ne se produisent jamais spontanément. Tous ceux que nous voyons pulluler dans ces liquides proviennent des germes qui existent presque partout autour de nous, dans l'air, dans l'eau et à la surface de tous les objets.

De ce que, jusqu'ici, toutes les tentatives faites pour établir la génération spontanée aient été infructueuses, doit-on en conclure qu'elle n'existe pas? Ce serait aller au delà des faits et ce n'est pas à Pasteur qu'on fera jamais ce reproche. « La génération spontanée, dit-il, je la cherche depuis vingt-cinq ans. Dans toutes mes études sur les microbes, j'examine attentivement leur origine, leur mode de développement, et dans aucun cas je n'en ai vu apparaître spontanément. Je dis donc que dans l'état actuel de la science, la génération spontanée n'existe pas. Mais rien ne prouve qu'en faisant intervenir d'autres actions, en combinant même ces actions d'une autre façon, on ne puisse arriver à faire la génération spontanée. Je ne le pense pas, ajoute-t-il, mais je ne dis pas : cela n'est pas. Je ne me réserve qu'une chose bien naturelle : c'est, avant de croire aux expériences nouvelles qui pourront être annoncées, de les répéter moi-même dans des conditions identiques afin de m'assurer qu'aucune cause d'erreur n'a été commise. »

La génération spontanée n'existe pas, voilà le point de départ de toutes les recherches ultérieures de Pasteur. Ayant montré que toutes les fermentations, ou mieux toutes les altérations des substances organiques, sont dues à l'organisation, à la reproduction ou à la vie continuée des cellules des microbes, et que les changements de composition de ces substances ne sont que des réactions chimiques s'accomplissant par la vie de ces petits êtres, Pasteur étudie particulièrement les altérations que subissent nos boissons ordinaires, comme le vin et la bière.

Sans entrer dans des détails techniques concernant cette étude, nous pouvons en donner un aperçu. Il examine au microscope le vin ou la bière dans leur état naturel. Il n'y rencontre aucun organisme étranger, il n'y voit que les cellules du ferment qui a provoqué la fermentation. Ainsi, dans les liquides sains ou inaltérés, pas d'organismes étrangers. Il examine ces mêmes liquides altérés, devenus amers, piquants, filants, tournés, etc., et cette fois l'aspect change considérablement. Outre les cellules de levure de bière, il trouve de petits microbes ayant des formes différentes, suivant l'altération ou la maladie particulière du liquide.

Un partisan des générations spontanées aurait dit : Qu'importent ces microbes ; ils sont le produit et non la cause de l'altération. Pasteur, non partisan des générations spontanées, dit au contraire : Ces microbes, par leur vie et leur développement, ont amené des changements dans la composition des liquides et ce sont ces changements chimiques qui constituent les maladies propres à chacun d'eux. Mais Pasteur ne se contente pas de penser qu'il en est ainsi ; il apporte la preuve immédiate et tangible de ce qu'il avance. Puisque ce sont les microbes qui sont la cause des maladies des vins, par exemple, tuons ces microbes par le chauffage et ils ne devront plus s'altérer. Et, en effet, les vins chauffés se conservent indéfiniment. Puisque ce sont de même les microbes qui provoquent les altérations de la bière, fabriquons de la bière de façon que les germes des microbes n'y existent pas. Faisons fermenter du moût de bière pur, c'est-à-dire exempt de germes, avec de la levure pure, c'est-à dire de la levure ne renfermant que des cellules de levure, que la fermentation s'accomplisse à l'abri des germes de l'air et la bière qui en résultera devra se conserver indéfiniment. Et, en effet, c'est ce qui a lieu.

ÉTUDES SUR LE VIN. — Voici quelques détails sur ses études des maladies du vin et de la bière.

L'IDÉE première du chauffage des vins n'appartient pas à M. Pasteur : le chauffage, comme le voyage des vins, était connu, mais on ignorait que ce chauffage fût un REMÈDE ou préservatif. Il y avait simplement la constatation qu'un long voyage, joint à l'emploi de la chaleur, avait un excellent effet sur certains vins.

Pasteur démontra que tous les vins pouvaient subir l'action de la chaleur sans s'altérer le moins du monde, et qu'une minute de chauffage, au degré voulu, suffisait pour assurer la conservation d'un vin, quel qu'il soit.

Grâce à cette opération, le vin le plus faible, le plus disposé à tourner à l'aigre, à la graisse, le vin qui est menacé d'amertume est garanti des altérations qu'il aurait pu éprouver.

Rien n'est plus simple que de réaliser les conditions du chauffage en bouteilles.

Après avoir solidement ficelé le bouchon pour l'empêcher de sauter, on porte les bouteilles dans un bain-marie. Un panier en fer est utile. L'eau doit s'élever *jusqu'à* la corde qui maintient le bouchon.

Au milieu de ces bouteilles on en place une remplie d'eau où plonge la *boule* d'un thermomètre.

Dès que le thermomètre marque 55 à 60 degrés, on retire le panier.

Il serait imprudent d'en remettre un autre immédiatement. L'eau chaude pourrait faire éclater les bouteilles froides.

On attend que l'eau ait un peu *tiédi*, ou que les bouteilles du second panier aient été déjà placées dans une eau dégourdie. Et on recommence ainsi de suite cette opération des plus simples.

L'application de la chaleur ne modifie ni la couleur ni le goût des vins; elle en assure la limpidité et les rend capables de se conserver indéfiniment en vases clos.

Si ces vins, exposés trop longtemps à l'air, risquent parfois de s'altérer de nouveau, c'est parce que l'air leur apporte de nouveaux germes vivants de ces ferments qu'ils avaient perdu par l'action de la chaleur. Mais ces germes d'altération, qui viennent de l'air, sont si peu de chose, quand on les compare à ceux qui viennent du vin lui-même, que l'on peut presque dire que le chauffage rend le vin inaltérable, même après qu'il a été transvasé au contact de l'air.

On a imaginé des appareils puissants pour chauffer le vin des tonneaux, et, par une large exploitation, ces expériences de M. Pasteur ont pris les proportions d'un bienfait public.

ÉTUDES SUR LA BIÈRE. — Toutes les maladies de la bière ont pour cause exclusive le développement de petits champignons microscopiques, de ferments organisés, dont les germes sont apportés par les poussières que l'air charrie sans cesse ou qui souillent les matières premières utilisées pour la fabrication.

« Par l'expression de maladies du moût et de la bière, j'en-« tends, écrivait M. Pasteur, ces altérations profondes qui « dénaturent ces liquides jusqu'à les rendre très désagréables « au goût, surtout quand elles ont quelque durée, et qui font « dire, par exemple, de la bière, qu'elle est aigre, sure, tour-« née, filante, putride. »

Pour conserver indéfiniment le moût de bière, il faut le porter à l'ébullition.

Les causes d'altération de la bière sont les mêmes que pour le vin, la chaleur doit donc être, dans les deux cas, le meilleur moyen de préservation.

Mais M. Pasteur ne voulait pas seulement détruire les fer-ments de ces maladies, il voulait encore et surtout s'opposer à leur pénétration. Au moment où le moût de bière est porté à l'*ébullition*, où les germes de maladies sont détruits par la chaleur, — et si le refroidissement du moût s'effectue au contact de l'air exempt de germes extérieurs et que le levain lui-même n'en puisse apporter, — la bière *pourra* se faire dans des conditions de pureté exceptionnelle.

Aussi, prenant pour base les principes de M. Pasteur, certains brasseurs ont construit des appareils qui leur permettent de refroidir le moût des bières à l'abri des organismes de l'air et de mettre ce moût en fermentation avec un levain aussi pur que possible.

A l'exposition d'Amsterdam, on pouvait voir des bouteilles à moitié pleines, contenant une bière absolument limpide, restée en vidange depuis l'ouverture de l'exposition.

C'était de la bière fabriquée d'après les principes de M. Pasteur. Ces principes sont tellement adoptés aujourd'hui en Allemagne, à l'étranger, que beaucoup de brasseurs, pour exporter leurs produits, mentionnent qu'ils sont faits d'après la *Pasteurisation*.

Plusieurs de ces richissimes industriels sont devenus des admirateurs, des enthousiastes, des fanatiques, puis des amis de M. Pasteur. Allez demander au grand brasseur de la Scandinavie, M. Jacobsen de Copenhague son opinion sur la méthode Pasteur ?

Ne pouvant vivre avec le Maître il en a voulu avoir le portrait ; il l'a demandé à Bonnat, un autre maître en peinture, et il a payé royalement. Nous avons pu admirer ce chef-d'œuvre au salon de 1885.

MALADIES DES VERS A SOIE. — Les études de Pasteur sur les maladies des vers à soie furent, comme les précédentes, couronnées d'un plein succès.

Une maladie terrible sévissait sur les vers à soie dans les provinces du midi de la France. En 1865 la récolte des cocons était tombée à 4 millions de kilogrammes, c'était une perte annuelle de 100 millions de francs, la mort de notre industrie séricicole.

Pasteur découvrit que cette maladie, appelée « *pébrine* », était produite par un corpuscule ovoïde, ressemblant à un petit œuf, qui envahissait tous les tissus du ver, que ce corpuscule se retrouvait dans les larves, puis dans les œufs des femelles contagionnées ; enfin, que des œufs il passait aux petits vers au moment de l'éclosion.

Il établit de plus que les vers sains se contagionnaient en mangeant des feuilles de mûrier sur lesquelles on avait répandu artificiellement des corpuscules, que cette contagion pouvait avoir lieu également par les blessures que se font quelquefois les vers à la surface de la peau en rampant les uns sur les autres.

Enfin, il montra l'existence des corpuscules dans les poussières des magnaneries infectées.

Le remède était dès lors tout indiqué : le mal venant surtout de la graine, il chercha à avoir une graine pure. Il fallait pour cela choisir des papillons sains pour la reproduction, faire une sélection entre les bons et les mauvais, chose à laquelle on arrive facilement par l'examen microscopique. De plus, le nettoyage des magnaneries et surtout des claies était un corollaire nécessaire. Tout cela fut fait et bientôt la pébrine disparut comme par enchantement. Il y eut, sans doute, des résistances à vaincre, car la routine est lente à déraciner ; mais aujourd'hui, en parcourant la région du Midi où on élève des vers, on constate avec orgueil qu'il est presque impossible d'y trouver une chambrée corpusculeuse. Ce qui était la généralité est devenu l'exception. En même temps, Pasteur porta ses investigations sur une autre maladie des vers à soie, maladie connue sous le nom de *flacherie,* et établit que celle-ci était produite par la fermentation de la feuille dans le canal intestinal, fermentation provoquée par le développement de microbes particuliers, entre autres par un vibrion mobile et un ferment en chapelets de grains.

Cette doctrine fut sanctionnée en Autriche. Voici comment:
Malgré le succès des remèdes proposés par Pasteur, les oppositions duraient toujours.

Le gouvernement français, ébranlé par la violence et la ténacité des contradicteurs, hésitait à conclure sur la valeur du procédé de grainage.

L'Empereur intervint. Il chargea le maréchal Vaillant de proposer à M. Pasteur d'aller en Autriche dans une villa qui appartenait au prince impérial, la villa Vicentina.

Depuis dix années, la récolte des vers à soie à la villa n'avait pas même suffi à payer l'achat de la graine qu'on y élevait.

M. Pasteur accepta avec joie la perspective d'une grande expérience de contrôle : il se rendit près de Trieste à la villa impériale. La graine Pasteur réussit à merveille.

La vente des cocons donna à la villa un bénéfice net de 26,000 francs.

L'Empereur, édifié sur la valeur du procédé, nomma, au mois de juillet 1870, M. Pasteur sénateur ; mais la déclaration de guerre arriva et la nomination ne parut pas au Journal officiel.

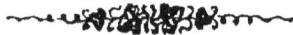

IV

LES VIRUS

Le charbon. — Théories de Rayer, Davaine,
Kock et de Pasteur.

M. Pasteur aborda l'étude des virus en cherchant à pénétrer dans toutes ses causes la terrible maladie que l'on appelle
la maladie charbonneuse.

Chaque année cette maladie décime des troupeaux non seulement en France, mais en Espagne, en Italie, en Russie, où
on l'appelle, *peste de Sibérie*, en Egypte, où elle remonte,
dit-on, aux sept plaies de Moïse.

La Hongrie et le Brésil lui paient régulièrement un formi-
dable tribut, et c'est par 80 et 100 millions de francs que
dans certaines années les pertes subies se sont chiffrées.

Pendant des siècles, on ne put définir la cause du fléau.
D'ailleurs, comme la maladie ne présentait pas toujours les
mêmes symptômes, comme elle variait dans les diverses espèces
animales qu'elle frappait, on établissait des différences, selon
l'espèce atteinte.

Le charbon du cheval était distinct du charbon de la vache,
celui de la vache et celui du cheval étaient eux-mêmes différents de celui du mouton.

Chez ce dernier, le charbon s'appelait « sang de rate » ; chez la vache, c'était la « maladie du sang » ; chez le cheval, la « fièvre charbonneuse » ; chez l'homme, la « pustule maligne ».

Ce ne fut qu'en 1850, que l'on trouva les premières données sérieuses sur la nature du mal, sur son identité ou ses différences avec d'autres maladies.

De 1849 à 1852, une commission de l'Association médicale d'Eure-et-Loir fit un grand nombre d'inoculations et d'essais divers qui établirent que le charbon du mouton est transmissible du mouton au mouton, au cheval, à la vache, au lapin ; que le charbon du cheval se communique au cheval et au mouton ; que le charbon de vache se communique au mouton, au cheval, au lapin. Quant à la pustule maligne de l'homme, il n'était pas douteux qu'elle dût avoir la même cause que le charbon des animaux. Quels sont, en effet, ceux que la pustule maligne atteint le plus souvent ? Les bergers, les bouviers, les cultivateurs, les domestiques de ferme, les marchands de peaux, les tanneurs, les équarrisseurs, les bouchers, tous ceux qui vivent du produit des troupeaux. Dans le maniement d'objets contaminés il suffit de la moindre plaie, de la plus petite excoriation de la peau, pour que le virus pénètre.

Lorsque d'autres personnes sont atteintes, c'est qu'elles habitent dans le voisinage de troupeaux frappés du charbon. Ce sont alors certaines mouches qui transportent le virus. Qu'une de ces mouches ait sucé le sang d'un cadavre charbonneux, qu'elle aille ensuite piquer quelqu'un et voilà le charbon inoculé.

La première observation sur la présence de petits corps parasitaires dans la maladie du charbon remonte à 1850. Le docteur Rayer, rendant compte, dans le Bulletin de la Société de Biologie de Paris, des recherches qu'il avait faites, en collaboration avec le docteur Davaine, sur la contagion du mal charbonneux, disait :

« On trouve dans le sang de petits corps filiformes ayant

« environ le double en longueur du globule sanguin. Ces pe-
« tits corps n'offrent point de mouvement spontané. »

Chose étrange, on ne donna aucune attention à ces petits
filaments du sang des cadavres morts du charbon. Rayer et
Davaine ne s'en occupèrent pas à cette époque.

Davaine s'en occupa 13 ans après, quand Pasteur eut publié
ses mémoires sur les fermentations et sur les microbes.

Il se procura alors un mouton affecté du sang de rate, et il
reconnut d'abord la présence constante d'un parasite dans le
sang des moutons et des lapins morts par inoculations suc-
cessives du sang prélevé après la mort ou dans les dernières
heures de la vie. Il constata ensuite que l'animal inoculé dont
le sang n'offrait pas encore de parasite visible au microscope
avait toutes les apparences de la santé et que, dans de telles
conditions, le sang ne communiquait pas le charbon.

Les affirmations de M. Davaine furent combattues par
MM. Jaillard et Leplat, qui produisirent des faits absolument
contraires.

En 1876, un médecin allemand, le docteur Koch, revint sur
la question et annonça que les petits corps filiformes, vus pour
la première fois par Davaine, en 1850, avaient deux modes de
reproduction, le mode de scission qu'avait observé Davaine,
et un autre mode par corpuscules brillants ou spores.

M. Pasteur voulut d'abord rechercher si la maladie charbonneuse devait être attribuée à une substance solide ou liquide, associée ou non aux filaments découverts par Davaine,
ou si elle dépendait exclusivement de la présence et de la vie
de ces filaments.

Il se proposa donc d'isoler le microbe charbonneux, de le
cultiver, à l'état de pureté, dans des liquides artificiels et de
revenir alors à l'étude de son action sur les animaux.

M. Pasteur prit des collaborateurs pour ces nouvelles
recherches : ce furent MM. Joubert, Chamberland, Roux et
Thuillier.

Le 30 avril 1877, M. Pasteur lut à l'Académie des sciences, en son nom et au nom de ses collaborateurs, une note où il fut démontré que le bacille qu'on appelait filament, bâtonnet, bactéridie, en un mot, le bacille découvert par Davaine, en 1850, était réellement l'agent unique de la maladie.

Ces bacilles sont des êtres vivants pouvant se reproduire indéfiniment dans les liquides appropriés, à la façon d'une plante dont on ferait successivement des boutures pour la multiplier.

Le bacille ne se reproduit pas seulement sous la forme filamenteuse ; il peut aussi donner des germes, à la manière de beaucoup de plantes qui présentent deux modes de reproduction, par bouture et par graines.

Or, au bout d'un grand nombre de cultures, le bacille, ou ses germes, introduits sous la peau d'un mouton ou d'un lapin, les fait périr aussi rapidement et aussi sûrement que la goutte de sang origine.

A l'autopsie, les lésions sont les mêmes et le sang fourmille de bacilles.

Il était dès lors établi que les bacilles, ou bactéridies, aperçues pour la première fois par Davaine et Rayer, étaient réellement la cause de la maladie.

La cause du mal était connue, restait à découvrir le remède. — LES VACCINS !

V

LES LABORATOIRES

Constamment enfermé dans ses laboratoires de la rue d'Ulm ou de la rue Vauquelin, ne les quittant guère, M. Pasteur ne néglige rien de ce qui peut l'éclairer dans la magnifique voie qu'il suit avec la prudence et la persévérance qui lui sont propres. Il est secondé par ses collaborateurs MM. Chamberland, Roux et ses préparateurs si intelligents, si dévoués, tous sont mûs par le même idéal, la science.

Chiens, lapins, poules, cobayes, sont là sous ses yeux soumis aux expériences, et si le savant est obligé de sacrifier ces animaux, il s'en console par la pensée fortifiante du but humanitaire qui le dirige.

Tout ce petit monde de bêtes à expérience est installé dans les sous-sols, ou les cours des laboratoires.

Isolés dans des cages rondes et à peu près rassurantes, sont les chiens enragés: les uns atteints de rage furieuse, mordant leurs barreaux, dévorant du foin, poussant ces aboiements lugubres que l'on ne peut oublier quand on les a entendus une fois; les autres portant le germe de la terrible maladie, mais carressants encore et le regard humide d'une tendresse qui implore un regard. Les poules et les poulets passent leur tête à travers les lattes des cages de bois.

De temps en temps un coq chante du fond de sa caverne.

Les lapins mangent impassibles pendant que de petites familles de cochons d'Inde se groupent et poussent, à la moindre alerte, un gloussement craintif.

Des moutons se promènent ou sont parqués, des veaux, des vaches, des porcs, se trouvent dans des box.

Tout ce monde est inoculé ou destiné à des inoculations prochaines. Chaque matin on fait le tour de ce petit hôpital d'animaux condamnés. On relève les morts et on les porte dans une des salles, sur les planchettes d'autopsie.

Mais ce ne sont pas seulement les hôtes du laboratoire qui défilent sur ces planches d'autopsie. De divers points de la France on adresse souvent à M. Pasteur des bourriches pleines de poules mortes du choléra ou de quelque autre maladie. Voici un énorme panier bondé de paille : il renferme le cadavre d'un porc qui a eu le mal rouge. Ce fragment de poumon, expédié dans une boîte de fer blanc, vient d'une vache atteinte de la péripneumonie.

D'autres envois sont plus précieux encore.

Depuis que M. Pasteur est allé, il y a trois ans, guetter à Pauillac le retour d'un bateau qui devait ramener des passagers atteints de fièvre jaune, il reçoit quelquefois d'un pays lointain une bonne dose de vomito negro en bouteille.

Partout, sur toutes les tables de travail, on ne voit que des tubes remplis de sang, des lamelles chargées de gouttelettes.

Dans les étuves sont rangés les ballons de cultures qui ressemblent à de petits flacons de liqueurs. Une pointe d'aiguille trempée dans un de ces ballons suffirait à donner la mort.

Enfermés dans leur prison de verre vivent et se multiplient des millions et des millions de microbes.

C'est vraiment un curieux spectacle que cette officine de recherches et de découvertes ou chacun s'acharne sur une spécialité.

Tout est sujet d'expériences : les abcès, les furoncles, les maladies des os, la contagion de la tuberculose, et le rouget du porc, cette maladie dont on connaît à peine le nom à Paris, mais qui fait de si grands ravages dans les campagnes.

Ce fut Thuillier, mort, il y a 2 ans, en Égypte, du choléra qu'il était allé y étudier, qui aperçut le premier le microbe dans le rouget, et on s'empressa aussitôt, dans le laboratoire, d'instituer les expériences capables de démontrer que le microbe entrevu était bien l'auteur de la maladie. Puis M. Pasteur, accompagné de Thuillier et d'un préparateur, M. Loir, alla étudier la maladie dans le département du Vaucluse : il y tenta des essais de vaccination qui réussirent.

A la suite de ces expériences on lisait dans la *Gazette de Carlsruhe* du 19 avril 1885.

« Le gouvernement badois a établi dans tout le pays
« 14 stations chargées de faire sur les porcs des essais de
« vaccination d'après le système Pasteur. Un des aides de
« M. Pasteur est arrivé de Paris pour procéder à la vaccination.

« La moitié seulement des porcs choisis pour les essais est
« vaccinée; on injecte à tous, sous la peau, le sang des ani-
« maux atteints du mal rouge. Les propriétaires des porcs
« qui périraient à la suite de l'opération seront indemnisés
« moitié par le Comice agricole, moitié par l'Etat. »

Cette note prouve l'importance, dans certains pays surtout, de cette autre application de la culture des germes contagieux.

De nouvelles études, très délicates sont faites pour permettre de fixer d'une manière certaine le vaccin du rouget, cette maladie offrant diverses variétés.

Quoique plus de 75,000 inoculations aient été pratiquées avec succès, M. Pasteur considère le vaccin du rouget encore dans la période d'expérimentation.

Depuis un an cette question est restée stationnaire, le laboratoire ne suffisant plus aux travaux entrepris, urgents. Elle va être reprise et sous peu on entrera dans la période pratique avec la sécurité que donne dans son emploi le vaccin charbonneux.

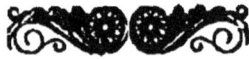

DEUXIÈME PARTIE

—◦◦—

LA RAGE.

L'INSTITUT PASTEUR.

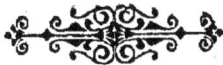

VI

LA RAGE

La rage! ce nom seul porte l'épouvante. Il n'est pas de maladie qui frappe ses victimes d'une mort plus affreuse, plus inévitable. La crainte et l'horreur qu'elle inspire se sont formées dans l'esprit du peuple par la vue des crises violentes, terribles, dont les malheureux atteints d'hydrophobie donnaient le spectacle.

Spectacle hideux où la terreur l'emportait sur la pitié en voyant « les enragés » hurlant, brisant tout, se débattre dans les derniers spasmes qui indiquaient la fin, la mort.

Si enfant il vous a été donné de voir ces crises extrêmes, la figure du malheureux condamné restait pendant de longs mois devant vos yeux, et si vous avez entendu ces sons rauques, voilés, inarticulés, stridents, qui cherchaient à sortir de la gorge contractée, vous ne les oublierez jamais.

Et les souffrances morales du mordu ? Pendant des jours, des semaines (période d'incubation) il attend les symptômes du mal. Il les voit, il les sent l'envahir. Accès de fureur, de folie, suivent des moments de raison et d'abattement. Pour son entourage, sa famille, il est un sujet de pitié et de crainte.

La rage jadis incurable est aujourd'hui domptée par la vaccination.

Pendant six années avec une patience merveilleuse et son génie expérimental M. Pasteur, aidé de ses collaborateurs, MM. Chamberland et Roux, est arrivé, du chaos des faits et des expériences les plus contradictoires, à établir, à fixer les notions les plus précises, certaines pour faire, du *virus rabique*, un vaccin.

Pour bien résumer la question et la faire comprendre puisons dans les notes lues à l'Académie des sciences par M. Pasteur. Notes déposées en son nom et au nom de ses collaborateurs MM. Chamberland et Roux.

Le 24 janvier 1881, M. Pasteur lisait à l'Institut une *note sur une maladie nouvelle, provoquée par la salive d'un enfant mort de la rage.*

Cette première communication constatait sans conclure, elle indiquait les travaux déjà faits. La salive d'un enfant mort de la rage n'était pas le *virus pur ;* dès lors expériences incertaines, complexes. Les inoculations pratiquées sous la peau donnaient des résultats inconstants. L'incertitude était partout.

Le 30 mars 1881 une seconde note indiquait la découverte du *virus rabique pur* dans le système nerveux central. Donc, en portant la matière virulente dans le cerveau, toutes les causes d'erreur étaient supprimées.

Le 11 décembre 1882, M. Pasteur confirme à l'Institut ses succès, indiquant que toutes les inoculations faites à la surface du cerveau par la trépanation donnaient la rage et ce dans la même période de temps.

Ceci bien établi, les découvertes se succèdent.

Le 18 février 1884 et le 19 mai 1884, M. Pasteur démontre dans ses notes que le virus rabique est fixé pour chaque espèce.

Le virus du chien passé au chien reste stable.

Le virus du chien passé au singe s'atténue.

Le virus du chien passé au lapin ou au cobaye s'exalte.

Avec ces virus bien fixés les vaccinations commencent.

Aux laboratoires se trouvent 23 chiens devenus réfractaires à la rage.

M. Pasteur disait : « Nous possédons présentement un virus qui donne la rage au lapin, en sept ou huit jours, avec une constance si grande qu'on peut assigner, à quelques heures près, pour ainsi dire, la durée de l'incubation, mesurée par un changement dans la température ou par l'apparition des premiers symptômes rabiques extérieurs. Nous possédons également un virus rabique qui donne la rage aux cobayes en cinq et six jours avec non moins de certitude dans la durée de l'incubation.

« Par des inoculations de sang d'animaux rabiques, dans des conditions déterminées, je suis arrivé à simplifier beaucoup les opérations de la vaccination et à procurer au chien l'état réfractaire le plus décidé.

« Pouvoir rendre des chiens réfractaires à la rage, ce serait non seulement une solution de la question de la prophylaxie de cette affection chez le chien, mais encore chez l'homme, puisque l'homme ne contracte jamais la rage qu'à la suite d'une morsure dont le virus provient directement ou indirectement du chien.

« La médecine humaine ne pourra-t-elle pas profiter de la longue durée d'incubation de la rage pour tenter d'établir dans cet intervalle de temps, avant l'éclosion des premiers symptômes rabiques, l'état réfractaire des sujets mordus ? Mais, avant la réalisation de cette espérance, un long chemin reste à parcourir.

« Les premières expériences sont très favorables à cette manière de voir, mais il faut en multiplier les preuves à l'infini sur des espèces animales diverses, avant que la thérapeutique humaine ait la hardiesse de tenter sur l'homme cette prophylaxie. »

Alors le ministre de l'Instruction publique nomma une commission pour assister aux expériences et les contrôler.

Pendant plusieurs mois cette commission assiste aux travaux de M. Pasteur et, sur son rapport, le gouvernement présente à la Chambre des Députés un projet de loi portant ouverture, sur l'exercice 1884, d'un crédit de 80,000 francs pour l'appropriation d'une partie du domaine de Villeneuve-l'Etang près Paris, en vue des expériences poursuivies par M. Pasteur sur la prophylaxie des maladies contagieuses.

Ce projet adopté, par la Chambre des Députés, dans sa séance du 18 juillet 1884, a été soumis aux délibérations du Sénat dans la séance du 13 novembre 1884.

Nous extrayons les passages suivants de l'exposé des motifs :

« Les travaux de M. Pasteur sur les maladies contagieuses se continuent avec un succès tellement incontestable et font un si grand honneur à notre pays, que votre Commission des finances ne pouvait qu'accueillir avec faveur les propositions du Gouvernement.

« Grâce aux découvertes de M. Pasteur, non seulement les chiens doivent être rendus réfractaires à la rage, mais il est permis d'espérer que cette maladie sera prévenue chez le chien, après qu'il aura été mordu, et qu'il pourra en être de même ultérieurement chez l'homme.

« Une Commission, nommée par M. le Ministre de l'Instruction publique et des Beaux-Arts, a été chargée, sur la demande de M. Pasteur, de contrôler les résultats que vient de publier ce savant et qui sont le fruit des recherches poursuivies par lui, depuis quatre ans, dans ses laboratoires de l'Ecole normale, rue d'Ulm et rue Vauquelin.

« En tête du rapport, inséré au *Journal officiel* du 2 août, le Président de la Commission, M. Bouley, de l'Institut, s'exprime ainsi :

« Nous sommes heureux, Monsieur le Ministre, de venir porter aujourd'hui témoignage devant vous que M. Pasteur n'a rien avancé qui ne fût rigoureusement exact.

« Oui, la science, entre ses mains, a résolu le problème de

rendre le chien réfractaire à la rage par une inoculation préventive du virus atténué de cette maladie, *comme elle avait réussi, par une méthode identique, à investir l'organisme du mouton d'une complète immunité contre les atteintes du charbon.* Le rapport que nous vous soumettons aujourd'hui ne laisse à cet égard aucun doute possible. »

« Il demeure donc certain que la série des expériences faites sur des chiens vaccinés a donné des résultats décisifs.

« Tout en poursuivant ses investigations sur les maladies contagieuses, M. Pasteur fait passer dans la pratique les résultats déjà acquis, et l'on peut prévoir le moment où la fabrication des vaccins deviendra un service des plus importants. On prépare en grand, dans le laboratoire de la rue Vauquelin, les vaccins du charbon, du rouget et du choléra des poules. Les registres qui y sont tenus établissent que dans un seul mois, il a pu être expédié en France 200.000 doses de vaccins charbonneux représentant la prophylaxie, contre le charbon, de 100.000 têtes de bétail (moutons, bêtes à cornes, chevaux).

« La vaccination des chiens contre la rage prendra sans doute, elle aussi, des développements considérables ; mais pour donner à ces travaux toute l'extension désirable au point de vue pratique, M. Pasteur a besoin de locaux et d'espaces plus vastes que par le passé.

« Aussi le Gouvernement a-t-il songé à lui procurer les terrains, chenils, étables et laboratoires qui lui sont nécessaires.

« Le domaine de Villeneuve-l'Étang a paru offrir toutes les conditions désirables. »

Maintenant nous arrivons à la mémorable note du 26 octobre 1885, note lue à l'Institut 3 mois et demi après la première inoculation humaine.

Elle est trop importante pour que nous n'y fassions pas de larges emprunts.

4

« Après des expériences, pour ainsi dire, sans nombre, je suis arrivé à une méthode prophylactique, pratique et prompte, dont les succès sur le chien sont déjà assez nombreux et sûrs, pour que j'aie confiance dans la généralité de son application à tous les animaux et à l'homme lui-même.

« Cette méthode repose essentiellement sur les faits suivants :

« L'inoculation au lapin, par la trépanation, sous la dure-mère, d'une moelle rabique de chien à rage des rues, donne toujours la rage à ces animaux, après une durée moyenne d'incubation de quinze jours environ.

« Ce genre d'expériences, commencé en novembre 1882, a déjà trois années de durée, sans que la série ait été jamais interrompue, sans que jamais, non plus, on ait dû recourir à un virus autre que celui des lapins successivement morts rabiques. Rien de plus facile, en conséquence, que d'avoir constamment à sa disposition pendant des intervalles de temps considérables, un virus rabique d'une pureté parfaite, toujours identique à lui-même ou à très peu près. C'est là le nœud *pratique* de la méthode.

▪ Les moelles de ces lapins sont rabiques dans toute leur étendue avec constance dans la virulence.

« Si l'on détache de ces moelles des longueurs de quelques centimètres avec des précautions de pureté aussi grandes qu'il est possible de les réaliser, et qu'on les suspende dans un air sec, la virulence disparaît lentement dans ces moelles jusqu'à s'éteindre tout à fait. La durée d'extinction de la virulence varie quelque peu avec l'épaisseur des bouts de moelle, mais surtout avec la température extérieure. Plus la température est basse, et plus durable est la conservation de la virulence. Ces résultats constituent le point *scientifique* de la méthode (1).

---

(1). Si la moelle rabique est mise à l'abri de l'air, dans le gaz acide carbonique,

« Ces faits étant établis, voici le moyen de rendre un chien
réfractaire à la rage, en un temps relativement court.

« Dans une série de flacons, dont l'air est entretenu, à l'état
sec, par des fragments de potasse déposés sur le fond du vase,
on suspend, chaque jour, un bout de moelle rabique fraîche
de lapin mort de rage, rage développée après sept jours d'incubation. Chaque jour également, on inocule sous la peau du
chien une pleine seringue Pravaz de bouillon stérilisé, dans
lequel on a délayé un petit fragment d'une de ces moelles en
dessication, en commençant par une moelle d'un numéro
d'ordre assez éloigné du jour où l'on opère, pour être bien
sûr que cette moelle n'est pas du tout virulente. Des expériences préalables ont éclairé à cet égard. Les jours suivants,
on opère de même avec des moelles plus récentes, séparées
par un intervalle de deux jours, jusqu'à ce qu'on arrive à une
dernière moelle très virulente, placée depuis un jour ou deux
seulement en flacon.

« Le chien est alors rendu réfractaire à la rage. On peut
lui inoculer du virus rabique sous la peau ou même à la surface du cerveau par trépanation, sans que la rage se déclare.

« Par l'application de cette méthode, j'étais arrivé à avoir
cinquante chiens de tout âge et de toute race, réfractaires à
la rage, sans avoir rencontré un seul insuccès, lorsque ino-
pinément se présentèrent dans mon laboratoire, le lundi
6 juillet dernier, trois personnes arrivant d'Alsace :

« Théodore Vone, marchand épicier à Meissengott, près de
Schelstadt, mordu au bras, le 4 juillet, par son propre chien
devenu enragé.

« Joseph Meister, âgé de neuf ans, mordu également le 4
juillet, à huit heures du matin, par le même chien. Cet enfant

à l'état humide, la virulence se conserve (tout au moins pendant plusieurs mois),
sans variation de son intensité rabique pourvu qu'elle soit préservée de toute altération microbienne étrangère.

terrassé par le chien, portait de nombreuses morsures, à la main, aux jambes, aux cuisses; quelques-unes profondes qui rendaient même sa marche difficile. Les principales de ces morsures avaient été cautérisées, douze heures seulement après l'accident, le 4 juillet, à huit heures du soir, par le docteur Weber, de Villé.

« La troisième personne, qui, elle, n'avait pas été mordue, était la mère du petit Joseph Meister.

« A l'autopsie du chien abattu par son maître, on avait trouvé l'estomac rempli de foin, de paille et de fragments de bois. Le chien était bien enragé. Joseph Meister avait été relevé de dessous lui couvert de bave et de sang.

« M. Vone avait au bras de fortes contusions, mais il m'assura que sa chemise n'avait pas été traversée par les crocs du chien. Comme il n'y avait rien à craindre, je lui dis qu'il pouvait repartir pour l'Alsace le jour même, ce qu'il fit. Mais je gardai auprès de moi le petit Meister et sa mère.

« La séance hebdomadaire de l'Académie des sciences avait précisément lieu le 6 juillet; j'y vis notre confrère M. le docteur Vulpian, à qui je racontai ce qui venait de se passer. M. Vulpian, ainsi que le docteur Grancher, professeur à l'Ecole de médecine, eurent la complaisance de venir voir immédiatement le petit Joseph Meister et de constater l'état et le nombre de ses blessures. Il n'en avait pas moins de quatorze.

« Les avis de notre savant confrère et du docteur Grancher furent que, par l'intensité et le nombre de ses morsures, Joseph Meister était exposé presque fatalement à prendre la rage. Je communiquai alors à M. Vulpian et à M. Grancher les résultats nouveaux que j'avais obtenus dans l'étude de la rage depuis la lecture que j'avais faite à Copenhague, une année auparavant.

« La mort de cet enfant paraissant inévitable, je me décidai, non sans de vives et cruelles inquiétudes, on doit bien le penser, à tenter sur Joseph Meister la méthode qui m'avait constamment réussi sur des chiens.

« Mes cinquante chiens, il est vrai, n'avaient pas été mordus avant de déterminer leur état réfractaire à la rage ; mais je savais que cette circonstance pouvait être écartée de mes préoccupations, parce que j'avais déjà obtenu l'état réfractaire à la rage sur un grand nombre de chiens après morsure.

« J'avais rendu témoins, cette année, les membres de la commission de la rage, de ce nouveau et important progrès.

« En conséquence, le 6 juillet, à huit heures du soir, soixante heures après les morsures du 4 juillet, et en présence des docteurs Vulpian et Grancher, on inocula, sous un pli fait à la peau de l'hypocondre droit du petit Meister, une demi-seringue Pravaz d'une moelle de lapin mort rabique, le 21 juin, et conservée depuis lors en flacon à l'air sec, c'est-à-dire depuis quinze jours.

« Les jours suivants, des inoculations nouvelles furent faites, toujours aux hypocondres, dans les conditions dont je donne ici le tableau :

	Une demi-seringue Pravaz.	
Le 7 juillet, 9ʰ matin......	Moelle du 23 juin,	Moelle de 14 jours.
Le 7 — 6 soir.......	— 25 —	— 12 —
Le 8 — 9 matin.......	— 27 —	— 11 —
Le 8 — 6 soir........	— 29 —	— 9 —
Le 9 — 11 matin.......	— 1er juillet,	— 8 —
Le 10 — 11 matin.......	— 3 —	— 7 —
Le 11 — 11 matin.......	— 5 —	— 6 —
Le 12 — 11 matin.......	— 7 —	— 5 —
Le 13 — 11 matin.......	— 9 —	— 4 —
Le 14 — 11 matin.......	— 11 —	— 3 —
Le 15 — 11 matin.......	— 13 —	— 2 —
Le 16 — 11 matin.......	— 15 —	— 1 —

« Je portai ainsi à 13 le nombre des inoculations et à 10 le nombre des jours de traitement. Je dirai plus tard qu'un plus petit nombre d'inoculations eussent été suffisantes. Mais on comprendra que dans ce premier essai je dusse agir avec une circonspection toute particulière.

« Avec les diverses moelles employées, on inocula, par trépanation, deux lapins neufs, afin de suivre les états de virulence de ces moelles.

« L'observation des lapins permit de constater que les moelles des 6, 7, 8, 9, 10 juillet n'étaient pas virulentes, car elles ne rendirent pas leurs lapins enragés. Les moelles des 11, 12, 14, 15, 16 juillet furent toutes virulentes, et la matière virulente s'y trouvait en proportion de plus en plus forte. La rage se déclara après sept jours d'incubation sur les lapins des 15 et 16 juillet ; après huit jours, sur ceux du 12 et du 14 ; après 15 jours sur ceux du 11 juillet.

« Dans les derniers jours j'avais donc inoculé à Joseph Meister le virus rabique le plus virulent, celui du chien renforcé par une foule de passages de lapins à lapins, virus qui donne la rage à ces animaux après sept jours d'incubation, après huit ou dix jours aux chiens. J'étais autorisé dans cette entreprise par ce qui s'était passé pour les cinquante chiens dont j'ai parlé.

« Lorsque l'état d'immunité est atteint, on peut, sans inconvénient, inoculer le virus le plus virulent et en quantité quelconque. Il m'a toujours paru que cela n'avait d'autre effet que de consolider l'état réfractaire à la rage.

« Joseph Meister a donc échappé, non seulement à la rage que ses morsures auraient pu développer, mais à celle que je lui ai inoculée pour contrôle de l'immunité due au traitement, rage plus virulente que celle du chien des rues.

« L'inoculation finale très virulente a encore l'avantage de limiter la durée des appréhensions qu'on peut avoir sur les suites des morsures. Si la rage pouvait éclater, elle se déclarerait plus vite par un virus plus virulent que celui des morsures. Dès le milieu du mois d'août, j'envisageais avec confiance l'avenir de la santé de Joseph Meister. Aujourd'hui encore, après trois mois et trois semaines écoulés depuis l'accident, cette santé ne laisse rien à désirer.

« Je n'ai pas besoin de faire remarquer, en terminant, que la plus sérieuse des questions à résoudre en ce moment est peut-être celle de l'intervalle à observer entre l'instant des morsures et celui où commence le traitement. Cet intervalle, pour Joseph Meister, a été de deux jours et demi. Mais il faut s'attendre à ce qu'il soit souvent beaucoup plus long. »

A partir de ce jour, la période expérimentale était close, on entrait dans la pratique.

Le 1er mars 1886, nouvelle communication à l'Académie des Sciences.

Laissons la parole à M. Pasteur.

« A peine les deux premières tentatives heureuses (celle de Meister et du jeune berger Jupille) étaient-elles connues, qu'un grand nombre de personnes mordues par des chiens enragés, réclamèrent le traitement. Ce matin même — ceci est écrit le jeudi 25 fevrier — avec le docteur Grancher, dont le dévouement et le zèle sont au-dessus de tout éloge, nous avons commencé les inoculations préventives du trois cent cinquantième malade.

« Bien que mon laboratoire, consacré depuis plus de cinq années à l'étude de la rage, ait été un centre d'informations en tout ce qui concerne cette maladie, j'ai partagé, je l'avoue, la surprise générale en constatant un chiffre aussi élevé de personnes mordues par des chiens enragés. Cette ignorance tenait à plus d'une cause.

« Aussi longtemps que la rage a été jugée incurable, on cherchait à éloigner de l'esprit des malades le nom même de cette maladie. Une personne était-elle mordue, chacun déclarait qu'elle l'avait été par un chien non enragé, quoique le rapport du vétérinaire ou du médecin affirmât tout le contraire, et le plus grand silence était recommandé sur l'accident. Au désir de ne pas effrayer la personne en danger, ses proches ajoutaient la peur de lui nuire. N'a-t-on pas été quelquefois jusqu'à refuser tout travail à des ouvriers qu'on savait avoir été mordus par un chien enragé ? On se persuadait facilement qu'une personne mordue pourrait tout-à-coup devenir dangereuse, ce qui heureusement n'arrive pas. L'homme enragé n'est à craindre que dans la période des derniers accès du mal.

« Afin de bien convaincre les personnes prévenues, même celles qui pourraient être hostiles, j'ai pris la précaution de dresser des statistiques très sévères. J'ai eu soin d'exiger des certificats constatant l'état rabique du chien, certificats délivrés par des vétérinaires autorisés ou par des médecins. Cependant je n'ai pu me soustraire, dans quelques cas très rares, à l'obligation de traiter des personnes mordues par des chiens suspects de rage qui avaient disparu, parce que ces personnes, outre le danger possible de leurs morsures, vivaient sous l'empire de craintes capables d'altérer leur santé si nous leur avions refusé notre intervention.

« Je n'ai pas voulu traiter des personnes mordues, dont les vêtements n'avaient pas été visiblement troués ou lacérés par les crocs de l'animal..

« Je pourrais extraire de la série des personnes traitées beaucoup d'autres cas de morsures au visage et à la tête, sans cautérisation quelconque.

« Pour une seule personne, le traitement a été inefficace ; elle a succombé à la rage, après avoir subi ce traitement. C'est la jeune *Louise Pelletier*. Cette enfant, âgée de dix ans, mordue le 3 octobre 1885, à la Varenne-Saint-Hilaire, par un gros chien de montagne, m'a été amenée le 9 novembre suivant, le *trente-septième* jour seulement après ses blessures, blessures profondes au creux de l'aisselle et à la tête. La morsure à la tête avait été si grave et d'une si grande étendue, que, malgré des soins médicaux continus, elle était très purulente et sanguinolente, le 9 novembre. Elle avait une étendue de 0ᵐ,12 à 0ᵐ,15 et le cuir chevelu se soulevait encore en un endroit. Cette plaie m'inspira de cruelles inquiétudes. Je priai M. le docteur Vulpian de venir en constater l'état. J'aurais dû, dans l'intérêt scientifique de la méthode, refuser de soigner cette enfant arrivée si tard, dans des conditions exceptionnellement graves ; mais, par un sentiment d'humanité et en face des angoisses des parents, je me serais reproché de ne pas tout tenter.

« Des symptômes avant-coureurs de l'hydrophobie se manifestèrent, le 27 novembre, onze jours seulement après la fin du traitement. Ils devinrent plus manifestes le 1ᵉʳ décembre au matin. La mort survint, avec les symptômes rabiques les plus accusés, dans la soirée du 3 décembre.

« Une grave question se présentait : quel virus rabique avait amené la mort? Celui de la morsure du chien ou celui des inoculations préventives? Il me fut facile de le déterminer. Vingt-quatre heures après la mort de Louise Pelletier, avec l'autorisation de ses parents et du préfet de police, le crâne fut trépané dans la région de la blessure et une petite quantité de la matière cérébrale fut aspirée, puis inoculée, par la méthode de la trépanation, à deux lapins. Ces deux lapins furent pris de rage paralytique dix-huit jours après, et tous les deux au même moment. Après la mort de ces lapins, leur moelle allongée fut inoculée à de nouveaux lapins, qui prirent la rage après une durée d'incubation de quinze jours. Ces résultats expérimentaux suffisent pour démontrer que le virus qui a fait mourir la jeune Pelletier était le virus du chien par lequel elle avait été mordue.

« Si la mort avait été due aux effets du virus des inoculations préventives, la durée de l'incubation de la rage à la suite de cette seconde inoculation à des lapins aurait été de sept jours au plus. Cela résulte des explications de ma précédente note à l'Académie.

« Si le traitement préventif n'a jamais amené de résultats

fâcheux dans 350 cas : pas un phlegmon, pas un abcès, un peu de rougeur œdémateuse seulement à la suite des dernières inoculations, peut-on dire qu'il a été réellement efficace pour prévenir la rage après morsure ? Pour le très grand nombre de personnes déjà traitées, l'une depuis huit mois (*Joseph Meister*), la seconde depuis plus de quatre mois (Jean-Baptiste Jupille), et pour la plupart des 350 autres, on peut affirmer que la nouvelle méthode a fait ses preuves. »

Une question importante, capitale se pose. Dans quel délai la rage, après morsure rabique, fait-elle explosion ?

Les statistiques établissent que c'est surtout dans les deux mois, c'est-à-dire dans les quarante à soixante jours qui suivent les morsures que la rage se manifeste. Or sur les personnes de tout âge et de tout sexe déjà traitées, 100 ont été mordues depuis plus de deux mois et demi, 100 depuis plus de deux mois.

Donc en s'appuyant sur les statistiques les plus rigoureuses, le nombre élevé des personnes déjà soustraites à la mort, M. Pasteur concluait :

« *La prophylaxie de la rage après morsure est fondée.*

« *Il y a lieu de créer un établissement vaccinal contre la rage.*

Une autre communication faite à l'Académie des sciences porte la date du 12 avril 1886.

Le nombre des personnes traitées après morsure de chiens enragés s'élevait à 688.

Le nombre des personnes traitées après morsure de loups enragés s'élevait à 38, soit 726.

Il existe de profondes différences entre les suites des morsures par les chiens ou par les loups. L'incubation de la rage après morsure du loup est plus courte et la mortalité plus grande.

M. Leblanc, savant vétérinaire, membre de l'Académie de médecine fixe la mortalité à 16 pour 100 après morsure du chien. Nous la prendrons pour base quoiqu'elle soit la moins élevée et la moins favorable dans les statistiques faites ; celle publiée, en 1860, par l'hôpital général de Vienne donnant 21,7 pour 100 et celle de Faber 19,3 pour 100.

En Russie on s'accorde à dire que toute personne mordue par un loup enragé est vouée à la mort par la rage. Cela s'explique par le nombre, la profondeur et le siège des morsures faites par le loup qui s'acharne sur sa victime, l'attaque souvent à la tête et au visage.

La mortalité d'après documents peut s'établir à 82 pour 100 mordus.

Le docteur Grancher, qui n'a cessé de prêter son concours à M. Pasteur depuis le commencement des inoculations pratiquées sur l'homme, a relevé minutieusement les différents cas de tous les individus qui se sont présentés à la vaccination. Il les a groupés en quatre tableaux (catégories).

Dans une brillante conférence sur « la rage et sa prophylaxie » faite à l'exposition d'hygiène, il a donné le résultat de ses observations.

Il n'est pas dans notre cadre de le suivre dans le détail de ses chiffres faits pour répondre à des objections scientifiques, scolastiques. Mais nous retenons ses totaux concluants d'autant plus qu'il établit une comparaison mathématique entre les trois vaccins, ce qui entre en plein dans notre sujet.

« J'ai eu la curiosité, dit le docteur Grancher, de rechercher l'action comparative des *trois vaccins, jennerien, charbonneux, rabique.* Le docteur Maccombie a fait une statistique des morts par variole avant et après la vaccination de Jenner. Avant la vaccination, les non vaccinés mouraient dans la proportion de *500 pour 1.000.* Depuis la vaccination, les gens bien vaccinés meurent dans la proportion de *23 pour 1.000* L'action préservatrice du vaccin Jenner est donc représentée par la valeur absolue : 500/23 ; soit 21, 70.

« Les vétérinaires au nombre de plus de deux cents, donnent les statistiques suivantes :

« Mortalité avant le vaccin charbonneux : *120 pour 1000*; mortalité après le vaccin : *5 pour 1000.*

« L'action préservatrice du vaccin charbonneux est donc représentée par la valeur absolue : 120/5, soit 24.

« Pour le virus rabique, les statistiques comparées de M. Leblanc et de M. Pasteur donnent les chiffres suivants : Mortalité avant la vaccination : *160 pour 1000 ;* mortalité après la vaccination : *7 pour 1000.* L'action préservatrice du virus rabique est donc représentée par la valeur absolue : 160/7, soit 22,85.

Le pouvoir des trois vaccins paraît sensiblement égal. »

Prenons encore quelques considérations dans la conférence du docteur Grancher.

« La rage humaine ou animale n'est jamais spontanée ; tous les exemples qu'on a fournis de rage spontanée sont suspects ou reconnus faux. La rage incube, c'est-à-dire qu'entre la morsure et les symptômes il s'écoule un certain temps. L'incubation dans toutes les maladies virulentes est une sorte de culture intra organique. Le temps que demande cette culture est fixe pour une même espèce, et les incubations de la rougeole, de la scarlatine, de la variole, de la fièvre typhoïde sont à peu près constantes. Il n'en est pas de même de la rage.

« Le virus rabique ne se cultivant que dans un point de l'économie, les centres nerveux, un temps variable peut s'écouler entre la morsure et le moment où commence l'incubation, car le virus peut être immobilisé dans la cicatrice, dans un vaisseau lymphatique ou dans un ganglion ; il peut s'arrêter dans un organe, y séjourner un certain temps avant d'arriver au cerveau.

« Ce séjour dans les tissus, ce voyage à travers l'organisme ne font point partie de l'incubation vraie, synonyme de culture ; ils comptent cependant et allongent sans mesure précise le temps qui s'écoule entre la morsure et les symptômes.

« C'est ce temps du voyage ou du séjour du virus rabique dans les tissus, c'est cette période qu'il faut mettre à profit pour pratiquer la vaccination.

« En inoculant aussitôt que possible après la morsure et en grande quantité sous la peau ses virus vaccins, M. Pasteur met les centres nerveux dans un état réfractaire, c'est-à-dire impropre à la culture, quand le virus qui a pénétré par la morsure arrive dans le cerveau. »

Terminons par la dernière communication faite à l'Académie des Sciences, le 2 novembre, il y a quelques jours à peine.

Cette nouvelle note comprend trois parties :

1° Les résultats statistiques sur la prophylaxie de la rage depuis une année.

2° L'exposé de certaines modifications apportées à la méthode.

3° Les résultats d'expériences nouvelles sur les animaux.

Au 31 octobre 1886, — 2,490 personnes sont venues subir, à Paris, les inoculations préventives de la rage. Le traitement a été d'abord uniforme pour la grande majorité des mordus, malgré les conditions très diverses d'âge, de sexe, du nombre de morsures, du siège de celles-ci, de leur profondeur et du temps écoulé entre le moment des morsures et le début du traitement.

Cette uniformité s'imposait, en quelque sorte, dans un début plein d'observations.

Depuis deux mois, le traitement a été quelque peu modifié, avant il durait 10 jours.

Les 2,490 personnes traitées pour la rage ont été classées comme il suit par nationalités.

ANGLETERRE...............................	80
AUTRICHE-HONGRIE.........................	52
ALLEMAGNE................................	9
BELGIQUE.................................	57
ESPAGNE..................................	107
GRÈCE	10
HOLLANDE.................................	14
ITALIE...................................	165
PORTUGAL.................................	25
RUSSIE...................................	191
INDES-ANGLAISES..........................	2
ROUMANIE.................................	22
TURQUIE	7
SUISSE...................................	2
ÉTATS-UNIS...............................	18
BRÉSIL...................................	3
FRANCE...................................	} 1.726
ALGÉRIE..................................	
TOTAL.............	2.490

Le nombre total des Français (France et Algérie) étant considérable, 1726, on peut se borner à discuter l'efficacité de la
méthode en ne considérant que les faits relatifs à cette caté-
gorie de mordus.

Sur ces 1726, il en est 10 (6 enfants, 4 adultes dont un
vieillard de 70 ans), pour lesquels le traitement a été inefficace,
mettant à part deux personnes arrivées au laboratoire *36 et
43 jours* après la morsure.

Ainsi on compte 10 morts sur 1726 mordus soit *1 sur 170*
pour la France et l'Algérie. Tel est le résultat de la méthode
dans sa première année d'application.

Prise en bloc, la statistique complète démontre son efficacité et cette efficacité est également démontrée par les

morts relativement très nombreuses des personnes mordues
et non vaccinées. On peut, certes, affirmer que, parmi les
Français mordus pendant cette année 1885-1886, bien peu se
sont abstenus de venir au Laboratoire de l'Ecole Normale. Eh
bien ! sur cette faible minorité, il y a, à la connaissance du
Laboratoire, 17 cas de mort par rage.

Le nombre des personnes qui meurent de la rage, à Paris,
est très rigoureusement connu pour les hôpitaux, surtout
depuis cinq ans. On sait que, dans les cinq dernières années,
soixante personnes sont mortes de la rage dans les hôpitaux
de Paris, soit une moyenne de douze par an.

Or, depuis le 1er novembre 1885 que fonctionne la méthode
préventive, il n'est mort de la rage dans les hôpitaux de Paris,
que *deux* personnes, toutes deux non inoculées, et une troisième qui l'avait été, mais non par les traitements intensifs
répétés dont nous allons parler.

. On voit que le plus grand nombre de ceux qui ont succombé
sont des enfants mordus à la face. Ils avaient subi un traitement simple. — Aujourd'hui on a acquis la conviction que
pour les morsures de ce genre il est insuffisant.

L'histoire des Russes de Smolensk a été un premier enseignement ; lorsque l'on vit mourir à l'Hôtel-Dieu trois des
dix-neuf Russes, mordus par un loup enragé, le premier en
plein traitement, on fut très troublé.

Les seize autres allaient-ils succomber à la rage ? La méthode était-elle impuissante devant la rage du loup ? Alors
sachant que les chiens vaccinés avaient reçu en dernière inoculation une moelle virulente extraite le jour même et que
le premier vacciné Joseph Meister avait terminé son traitement par une moelle extraite la veille, on fit subir aux seize
Russes qui restaient un second et troisième traitement intensif.

C'est à ces nouveaux traitements qu'il faut, selon toute
probabilité, attribuer la guérison des Russes et une dépêche

reçue le 2 novembre, du maire de Beloï annonce qu'ils sont tous en bonne santé.

Encouragés, M. Pasteur et ses collaborateurs ont modifié le traitement en le faisant à la fois plus rapide et plus actif pour tous les cas et plus énergique pour les morsures à la face ou pour les morsures profondes et multiples sur les parties nues.

Dans ces derniers cas on précipite les inoculations jusqu'à arriver promptement aux moelles fraîches.

On pratique ainsi trois traitements en dix jours en conduisant chacun d'eux aux moelles du jour.

Ce mode de vaccination fonctionne pour les personnes grièvement mordues depuis deux mois, et les résultats sont favorables. Pour en donner la preuve il suffira de mettre en parallèle : d'une part, les circonstances de morsure et d'innoculation de *six* enfants que le traitement simple n'a pas préservés ; d'autre part, celles qui sont relatives à *dix* enfants aussi grièvement mordus au mois d'août dernier, et ayant reçu le traitement intensif.

Comme il est rare que la période dangereuse dépasse, pour les enfants mordus au visage et à la tête, la durée de quatre à six semaines, M. Pasteur exprime la confiance que ces *dix* enfants sont, dès à présent, hors des atteintes de la rage.

Ce nouveau traitement a exigé une extension du service de la rage : MM. les docteurs Terrillon, agrégé de la Faculté de médecine; Roux, sous-directeur du Laboratoire ; Chantemesse, médecin des hôpitaux ; Charrin, ont prêté leur précieux concours à MM. Pasteur et Grancher.

Il reste à faire connaître les résultats de nouvelles expérience sur les chiens.

On pouvait objecter à la pratique habituelle de vaccination sur l'homme *après* morsure, fondée sur la vaccination de chiens *avant* morsure, que l'immunité des animaux n'avait pas été suffisamment démontrée après leur infection certaine par le virus rabique. Pour répondre à cette objection, il suffit de produire l'état réfractaire des chiens après trépanation et inoculation intra-crânienne du virus de la rage des rues. La trépanation est le mode d'infection le plus certain et ses effets sont constants.

Les premières expériences de M. Pasteur sur ce point remontent au mois d'août 1885. Le succès avait été partiel. Dans le cours de ces derniers mois, M. Pasteur a repris ces expériences, aussitôt que le service de la rage lui en a laissé le loisir. Voici les conditions de leur réussite :

La vaccination doit commencer peu de temps après l'inoculation, dès le lendemain au plus tard, et l'on doit y procéder rapidement, donner la série des moelles préservatrices en 24 heures, et même dans un délai moindre ; puis répéter, de deux en deux heures, le traitement, une ou deux fois.

Si M. le docteur Frisch, de Vienne, a échoué dans des expériences de ce genre, cet échec est dû à la méthode de vaccination lente qu'il a adoptée. Pour réussir, il faut (M. Pasteur insiste sur ce point) procéder rapidement, vacciner les animaux en peu d'heures, puis les revacciner.

On pourrait formuler ainsi les conditions de réussite ou d'échec de ces expériences : — *le succès de la vaccination des animaux, après leur infection par trépanation, dépend de la rapidité et de l'intensité de la vaccination.*

L'immunité conférée dans de telles conditions est la meilleure preuve de l'excellence de la méthode.

Après la communication de cette note si précise, l'Amiral Jurien de la Gravière, président de l'Académie des Sciences, adresse à M. Pasteur les plus vives félicitations :

« Les membres de l'Académie, dit l'honorable président, » prient leur illustre confrère de persévérer dans ses re- » cherches, sans se laisser décourager par les attaques diri- » gées contre sa méthode. Tous les grands hommes ont été » éprouvés ; les grandes découvertes ont souvent été criti-

» quées et même calomniées. Allez toujours en avant : l'Aca-
» démie des Sciences tout entière vous soutiendra dans votre
» marche triomphale ! »

Tous les académiciens, toutes les personnes qui assistaient
à la séance ont accueilli ces paroles par des salves d'applau-
dissements.

N'était-ce pas justice ; car si on prend les statistiques les
plus défavorables, celle de M. Leblanc, donnant une mortalité
de 16 pour 100, il est ainsi démontré que sur les seuls 1.726
mordus de France et d'Algérie qu'a traités M. Pasteur, 155 seraient morts sans la vaccination. Comme il n'en est mort que
10, la différence, au profit de la méthode, est de 145.

Vu l'importance de la question, on nous pardonnera les
longs développements donnés à ce chapitre. Le monde entier
retentit de la découverte de notre éminent compatriote, la
simple énumération des pays qui nous ont envoyé leurs mordus
est assez éloquente, aussi avons nous cru satisfaire la curiosité surexcitée du lecteur en le faisant pénétrer dans les laboratoires de la rue d'Ulm et de la rue Vauquelin. Il y aura
entrevu, dans leurs recherches, les espérances, les doutes qui
sont venus, pendant une longue durée de 6 années, faire
tressaillir M. Pasteur et ses deux savants collaborateurs,
MM. Chamberland et Roux. Il aura pu se rendre compte du
modus operandi des inoculations et se faire une idée de la
force de volonté, de patience, de talent, d'intelligence, de rai-
sonnement, de déduction, dépensée pour arriver, au milieu
de mille expériences souvent contradictoires, à dépouiller la
vérité de l'inconnu, du faux, et, enfin, arracher son secret à la
nature, à Dieu.

VII

LES INOCULATIONS

Depuis le traitement de la rage dans les laboratoires Pasteur, à l'École normale rue d'Ulm et maintenant rue Vauquelin, c'est-à-dire depuis avril et mai 1885, la physionomie de cette partie du quartier des écoles, des rues Gay-Lussac, Claude Bernard a été profondément changée.

Dès 8 heures du matin, on voit sortir, des nombreux hôtels meublés occupant ces rues et jadis consacrés aux étudiants, aux jeunes docteurs ou professeurs, des bandes d'étrangers à Paris. Leurs costumes, souvent pittoresques, quelquefois militaires, indiquent leur nationalité. Ces bandes, venues de toutes les parties du monde, sont souvent conduites, dirigées par un médecin délégué par son gouvernement, sa province ou sa ville, pour accompagner ces malheureuses victimes, subvenir à leurs besoins et les rapatrier.

Dans ces bandes presque toujours des enfants.

On dirait que le chien, cet ami de l'homme, se plaît à mordre l'enfant, son compagnon de jeu, agaçant et cruel parfois dans ses exigences. Selon leur âge, les enfants suivent ou sont portés sur le dos ou au cou. C'est que souvent ces petits malheureux ont été affreusement mordus, déchirés, abîmés par l'animal malade, nerveux, qui a oublié un instant son rôle de camarade, de gardien, pour devenir bourreau.

Ces groupes marchent silencieux, désœuvrés, prenant tout le trottoir, et s'acheminent pour, dès 9 heures, se réunir dans la rue, à la porte du laboratoire. Vers 10 heures, ils entrent dans la cour qui précède les salles d'inoculations, et là, attendent le commencement des opérations, mieux des séances, car rien de terrible dans une simple piqûre.

Que se disent tous ces inconnus, pour la plupart ne parlant pas la même langue? Ils sont venus à Paris, soit pour eux-mêmes, soit pour accompagner un membre de leur famille, une personne qui leur est chère. Sous l'empire de préoccupations diverses, selon leur caractère, ils restent mornes, insouciants ou renaissent à l'espérance. Tous éprouvent une certaine émotion qui les prend à la gorge, mais qui ne les enserre point comme les contractions de ceux qui jadis se voyaient condamnés.

Le Maître arrive. Ce monde (chaque jour il est traité de 50 à 60 personnes) épars, ici debout, là assis, se rassemble en hâte. Tous se découvrent. Ne saluent-ils pas, dans leur cœur de père, de mère, de fils ou d'ami, un sauveur? Avec quel sentiment de respect, de religion, ils regardent M. Pasteur, ses collaborateurs, ses aides.

Quelque indifférent que vous soyez, s'il vous était donné d'assister à cette scène muette vous sentiriez une larme venir perler à votre paupière. Larme reconnaissante, bienfaisante, puisses-tu récompenser le Maître de ses travaux, de ses luttes, de ses angoisses, bénir et aider l'œuvre à laquelle il a attaché désormais son nom !

Tous les journaux illustrés ont rendu populaires les diverses scènes des inoculations. On y voit les docteurs Roux et Grancher inoculant, tandis que M. Pasteur questionne les enfants, et examine les mordus essayant de lire dans leurs pupilles le degré du mal qu'ils portent dans leurs veines.

En attendant les inoculations du lendemain : Que faire, comment passer le temps?

Ils se promènent de ci de là. Des beautés de notre capitale ils n'en prennent cure. Ils tournent autour de leur hôtel, vont, viennent sans le perdre de vue, ils entrent, ils ressortent, demeurent longtemps sur le seuil de la porte, n'osent le quitter pas plus qu'une niche. Est-ce un symptôme, un prodrome?

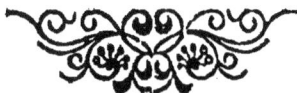

VIII

INSTITUT PASTEUR

La prophylaxie de la rage après morsure est fondée.

Il y a lieu de créer un établissement vaccinal contre la rage.

Telle était la conclusion de la note lue le 1er mars 1886 par M. Pasteur à l'Académie des Sciences.

Depuis, ces deux propositions ont fait du chemin.

DEUX MILLE QUATRE CENT QUATRE-VINGT-DIX (2,490) personnes ont été traitées au laboratoire dans l'espace d'un an.

Un comité sous la présidence de l'Amiral Jurien de la Gravière, président de l'Académie des sciences, s'est formé pour recevoir les souscriptions destinées à la fondation d'un établissement pour le traitement de la rage sous le nom d'INSTITUT PASTEUR.

Cet institut sera d'utilité publique internationale.

Son but sera de traiter les malades, mais surtout, sous la direction de notre grand chimiste et de ses collaborateurs, d'enseigner, aux médecins français et étrangers qui le demanderont, à lire dans le microscope pour y découvrir et reconnaître les germes des diverses maladies contagieuses.

Puis après, à recueillir les dits *germes purs* et les cultiver.

Sciences délicates qui exigent des connaissances spéciales et approfondies ; car elles portent la lumière dans des voies nouvelles dont personne encore ne peut prévoir et mesurer l'étendue.

Ensuite, nouveaux apôtres, ils pourront aller aux quatre coins du monde répandre la méthode Pasteur et l'appliquer.

Nous avons vu que les malades traités appartenaient à tous les pays. Aussi toutes les contrées ont voulu dans un sentiment naturel d'humanité, contribuer à l'édification de cet établissement et à l'envi.

Gouvernements, souverains, provinces, départements, villes, sociétés savantes, compagnies, particuliers, pauvres et riches, apportent leur concours, leur obole.

Le *Journal officiel* en est à sa soixante-douzième liste, chaque liste contient des colonnes entières de donateurs, tellement l'idée de voir la terrible maladie, la rage, soignée, guérie, devenir inoffensive, fait vibrer tous les cœurs.

Dans les mêmes listes on voit, se coudoyant, le don magnifique du philanthrope riche, et l'obole du pauvre, le denier de la veuve.

Le gouvernement français a fait voter par les pouvoirs publics une somme de 200,000 francs.

La ville de Paris donne ses terrains de la rue Vauquelin pour y élever les bâtiments; c'est une valeur de 500,000 francs au moins.

Les conseils généraux, les municipalités des grandes villes aussi bien que des humbles bourgades ont envoyé leurs souscriptions.

A l'étranger, les souverains, les princes s'intéressent personnellement à cette création humanitaire et la patronnent.

En Russie le Czar a donné 40,000 roubles (160,000 francs).

En Autriche en dehors de l'Empereur, la princesse Metternich, si connue à Paris, restée fidèle amie de la France s'est mise à la tête du mouvement.

Partout des encouragements.

Déjà un grand nombre de médecins, de professeurs sont venus de l'étranger pour s'assurer si réellement la découverte de M. Pasteur était sérieuse et pouvait être appliquée chez eux. Ils ont tout vu, tout étudié, tout contrôlé et ont rendu compte à leurs gouvernements, ou à leurs sociétés de leur mission.

Les délégués dont nous avons pu nous procurer les noms sont :

Messieurs les docteurs

Russie	C. Hijine, de Woronège, Ramogne.
	Ch. Helman, vétérinaire-major.
	Gamaleïa, d'Odessa.
	Peterman, de Moscou.
Angleterre	Him, de Bradfort.
Autriche	Ulmann, de Vienne.
	Frisch, de Vienne.
Hongrie	Babès, de Buda-Pesth.
Espagne	Léopold Lopez Garcia, de Madrid.
Italie	Federico, de Padoue.
Roumanie	G. Grigoresca, de Bucharest.
Turquie	Zoëros Pacha.
Brésil	Santos, de Rio-Janeiro.

L'établissement de l'Institut Pasteur s'impose et au plus vite.

En juin, le « *Journal de Saint-Pétersbourg* » publiait la lettre suivante adressée au Ministre russe de l'Instruction publique par M. Pasteur :

« J'ai l'honneur de vous informer que plusieurs des docteurs russes venus à Paris, accompagnant des personnes mordues par des chiens ou des loups enragés, m'ont exprimé le vif désir de pouvoir faire des expériences, à leur retour en Russie, et même de tenter de mettre en pratique la méthode de prophylaxie contre la rage. Je me suis empressé dès lors de leur remettre, à leur départ pour la Russie, sous la forme de lapins inoculés sous leurs yeux, la matière primitive des inoculations.

« Lorsque l'Institut Pasteur sera fondé, je me ferai un plaisir d'y recevoir de jeunes savants russes afin qu'ils puissent se mettre au courant des études qui y seront poursuivies. »

Depuis, on a créé en Russie *six* instituts destinés au traitement de la rage ; bientôt on en comptera *sept*. Le prince Alexandre d'Oldenbourg qui s'est fait, dans ce pays, le haut protecteur des découvertes du Maître, va en fonder un nouveau dans ses domaines à Woronège, Ramogne. Ce sera le docteur C. Hijine qui en aura la direction. Il prêche d'exemple ce puissant seigneur, commandant la garde impériale. Un de ses officiers avait été mordu, il l'envoie à Paris au laboratoire se faire inoculer. Sa guérison constatée, le prince n'hésite pas, il établit le premier institut à Saint-Pétersbourg. Comme il n'avait pas de local à sa disposition, il le place dans une des casernes de la garde à cheval. La méthode Pasteur est donc appliquée en Russie et déjà on a fait quelques cures. Toutes n'ont pas été heureuses malgré l'intelligence des opérateurs.

Des précautions ont dû être négligées, des moelles mal préparées, les inoculations pratiquées avec des *virus impurs* ont amené des abcès inquiétants. Jamais à Paris il ne s'est produit un simple bouton, quelquefois une petite rougeur, signe d'une irritation passagère au niveau du point d'inoculation, et ce dans les derniers jours seulement.

Voilà la preuve que dans des manipulations aussi délicates il faut une grande connaissance des faits et une grande pratique.

Le *nœud pratique* du traitement est dans la possession de

virus purs, il est de toute nécessité que les opérateurs travaillent sur des *virus très purs, mantés avec pureté et inoculés avec pureté,* sinon, au lieu d'apporter la vie au malade, ils peuvent lui donner la mort.

Aux laboratoires de Paris seuls il appartient de former et d'initier ceux qui doivent appliquer au loin les découvertes de Pasteur. Les appliquer sans leur connaissance profonde c'est courir à l'insuccès.

Souhaitons donc que bientôt l'Institut puisse ouvrir ses portes toutes grandes aux praticiens qui voudront étudier sous les yeux du maître.

Déjà *onze instituts* sont fondés à l'étranger.

La RUSSIE en possède 6—à *Saint-Pétersbourg,*—les inoculations s'y pratiquent par le docteur Krouglewski — à *Odessa* (docteur Gamaleïa) — à *Moscou* (deux hôpitaux, l'un civil, l'autre militaire), docteurs Petermann et Gwosdeff, — à *Samara* et à *Varsovie.*

Les autres instituts sont à : *New-York, Naples, Milan, Turin, Buenos-Ayres.*

Leur fondation prouve que les savants, délégués par les divers gouvernements, sont repartis convaincus ; pas de plus bel hommage.

Il y a quelques semaines, au parlement anglais, sir John Lubbock, déclarait que le Comité d'enquête, envoyé à Paris pour y étudier la vaccination antirabique, était revenu convaincu de l'efficacité du traitement, et rendait hommage à l'empressement qu'avait mis le savant français à instruire le Comité des moindres détails de sa méthode.

Après cela, rien à dire à ceux qui ont des yeux et ne veulent pas voir, des oreilles et ne veulent pas entendre.

La preuve irréfragable est faite. Il y a 4 mois, un médecin allemand, une véritable autorité, a promis de se rallier à la méthode Pasteur si une preuve qu'il exigeait était faite. Cette preuve est obtenue ; on peut maintenant, à volonté, aux animaux, aux chiens, donner et guérir la rage, l'inoculer et l'arrêter dans sa marche.

L'*Institut Pasteur* est aujourd'hui fondé, les sommes déjà recueillies pour son édification s'élèvent à près de deux millions. Ce sera le couronnement de son œuvre. Quels que soient les nouveaux travaux, les nouvelles découvertes de M. Pasteur, ils ne découleront que du principe qu'il a su poser avec tant de netteté et tant d'autorité.

Terminons par l'extrait d'une lettre, de l'amiral Jurien de la Gravière, président du comité de souscription :

« Toute ma sympathie et toute mon admiration sont acquises aux persévérantes recherches de mon illustre confrère de l'Académie des Sciences, M. Pasteur.

« J'ai le ferme espoir que son nom sera consacré par la postérité, comme il l'est déjà par la reconnaissance publique.

« Ce nom est celui d'un des bienfaiteurs les plus dévoués de l'humanité.

« E. JURIEN DE LA GRAVIÈRE. »

TROISIÈME PARTIE

—▶▲◀—

LE CHARBON. — LES VACCINS.

STATISTIQUES COMPARÉES.

IX

LE CHARBON

Ses ravages. — Ses causes. — La bactéridie.

On désigne sous le nom de *charbon* tout un groupe de maladies générales, virulentes et contagieuses, de nature identique. Elles se manifestent avec des formes diverses, suivant les pays, l'espèce animale, le point de pénétration de la maladie et les symptômes divers que l'on observe. — De là les noms de *glossanthrax, étranguillon, antecœur, noir-cuisse, mal noir, sang de rate, fièvre charbonneuse, mal de montagne, peste de Sibérie, pustule maligne, etc., etc.*

Cette maladie frappe la plupart des animaux, surtout les herbivores, particulièrement les moutons, les chèvres, les vaches ou bœufs et les chevaux. — Elle est très répandue dans le monde entier, il n'est pas une contrée où elle n'exerce ses ravages avec une plus ou moins grande intensité. On peut évaluer, sans exagération, à *plus de cent millions,* les pertes annuelles causées par le charbon.

En France, d'après les relevés authentiques fournis par le préfet du Loiret, en 1843, le sang de rate aurait fait mourir, dans l'arrondissement de Pithiviers 23,359 bêtes à laine ; dans celui d'Orléans, 12,044, soit une perte de 885,075 francs.

Le chiffre des pertes, calculé pour l'année 1842 dans la Beauce, s'élevait à 7,080,700 francs.

Aujourd'hui, ces pertes sont sensiblement moindres. M. Raynal, d'après une statistique plus récente, les portait à 5,340,000 francs. Il faut encore les diminuer.

M. Boutet, l'habile vétérinaire de Chartres, écrivait en 1881 à M. Pasteur :

« Le montant total de la perte annuelle que le charbon dé-
« termine devrait peut-être être ramené à 2 ou 3 millions
« pour la Beauce et à 200 ou 300,000 fr. pour l'arrondissement
« de Chartres seulement. C'est là encore un beau chiffre, une
« perte considérable dont, fort heureusement, vos précieuses
« découvertes vont nous exonérer complètement d'ici peu. »

En Seine-et-Marne, des fermes nombreuses y sont désignées sous le nom caractéristique de « *fermes à charbon* » ; les meilleurs cultivateurs ne les louent qu'en tremblant. Dans l'Auvergne, dans le Cantal, sont des « *montagnes maudites* » où les troupeaux laissent 10 à 15 pour 100 de leur contingent.

Ces *fermes à charbon*, ces *montagnes maudites* sont des foyers d'épidémie, soit parce que l'on y a enfoui des cadavres charbonneux, soit parce que l'on a jeté sur les prairies, comme engrais ou par incurie, du sang, des viandes desséchées ou des débris d'animaux renfermant des germes de la maladie.

D'après Delafond, il ne faut pas croire que la *maladie de sang* attaque les bêtes tout à coup et les fait périr en quelques heures. Dans l'immense majorité des cas, des signes avant-coureurs font reconnaître que la maladie va bientôt sévir sur les troupeaux. Pour diagnostiquer l'infection charbonneuse, les symptômes caractéristiques font souvent défaut. Alors le praticien est indécis, il ne sait s'il a devant lui le charbon ou une maladie similaire. Grâce aux découvertes récentes, le doute n'existe plus. Aux symptômes fugitifs, plus ou moins faciles à apprécier, on a substitué un diagnostic certain : c'est la présence dans le sang de petits bâtonnets droits, cassés et immobiles, visibles seulement au microscope et à un grossissement de 400 à 500 diamètres, bâtonnets qui ont reçu le nom de *bactéridies*.

Aujourd'hui, on peut affirmer que toutes les fois qu'on rencontre ces *bactéridies* dans le sang d'un animal qui vient de mourir, on a affaire au charbon ; toutes les fois, au contraire, que les *bactéridies* n'existent pas, l'animal a succombé à une maladie autre.

La bactéridie est donc le critérium de la maladie charbonneuse.

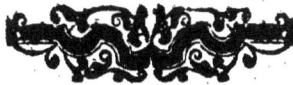

Voici des figures qui montrent l'aspect de la *Bactéridie* ou de ses germes à un grossissement de 400 ou 500 diamètres.

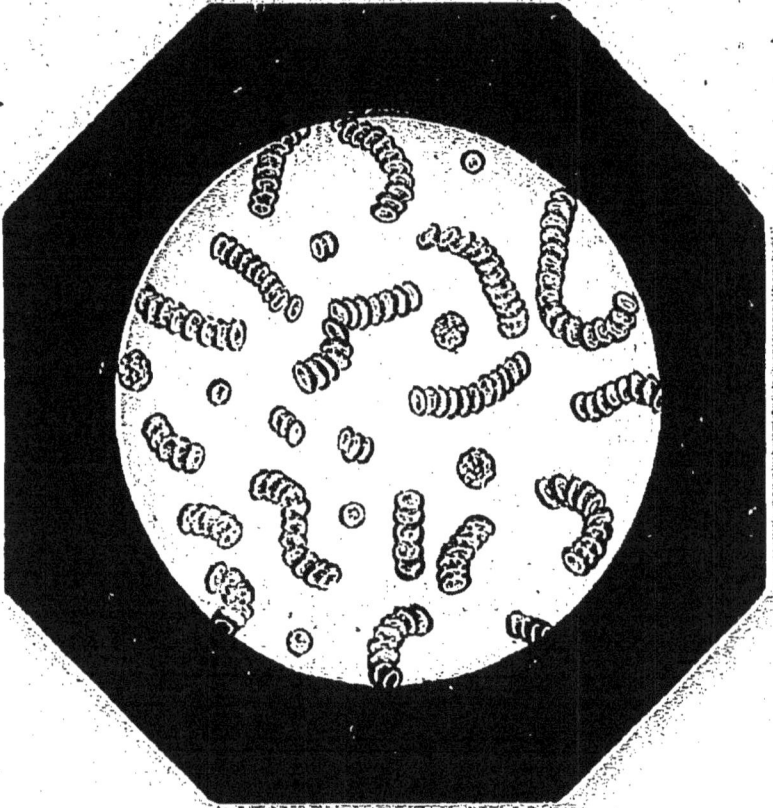

FIGURE 1

La figure 1 représente le sang d'un animal dans l'état de santé. On ne voit que des globules rouges empilés les uns sur les autres et quelques globules blancs.

La figure 2 représente le sang d'un animal mort du charbon. On voit que les globules ont perdu la netteté de leur contour ; ils sont comme fondus les uns dans les autres, ce qui fait dire que le sang est poisseux et agglutinatif. Mais

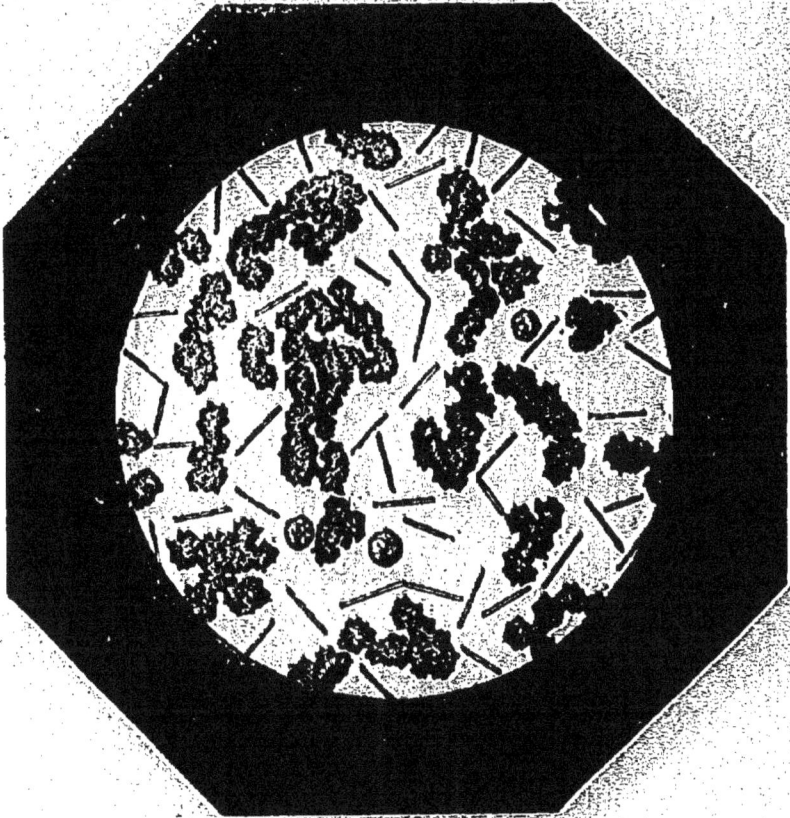

FIGURE 2

c'est là un caractère des globules qui ne se présente pas dans tous les cas. Ce qui est constant et ce qui caractérise d'une façon certaine le charbon, c'est la présence des filaments droits, cassés et immobiles qui se trouvent entre les amas des globules du sang. *Ces bâtonnets sont les bactéridies.*

La figure 3 représente l'aspect d'une culture de sang charbonneux dans le bouillon neutre de poule après vingt-quatre
ou quarante-huit heures ; les bactéridies, au lieu d'être courtes

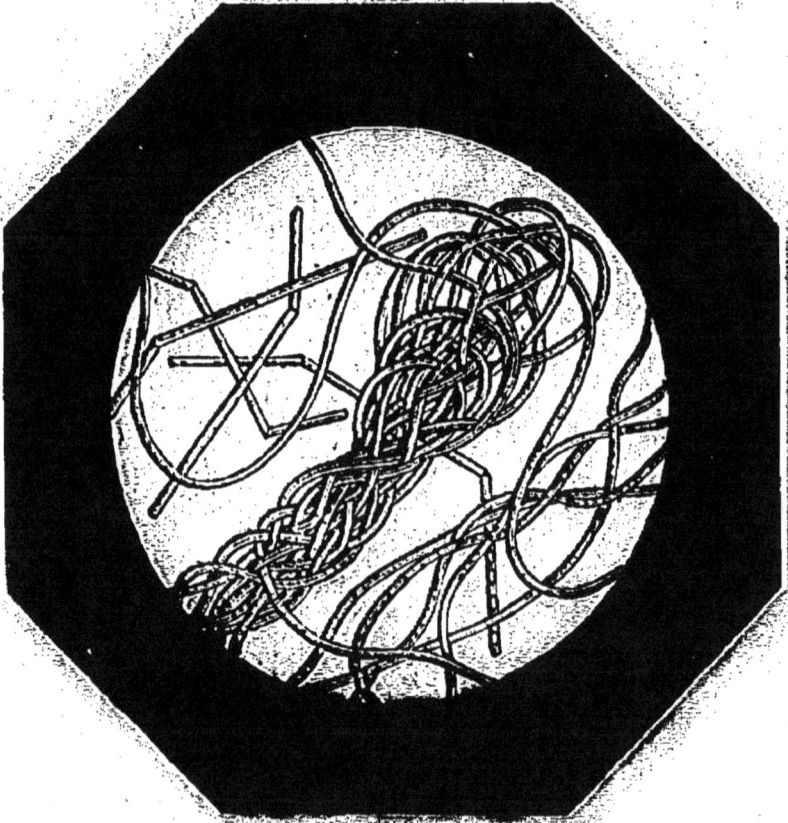

Figure 3

et cassées comme dans le sang, sont maintenant en filaments
excessivement longs et quelquefois enroulés comme des pa-
quets de cordes,

La figure 4 représente l'aspect de la même culture mais après plusieurs jours. Beaucoup de filaments paraissent remplis de noyaux réfringents un peu allongés. Quelques-uns sont encore dans des filaments très nets, quelques autres forment des chaînes où on reconnaît la forme des filaments qui leur ont

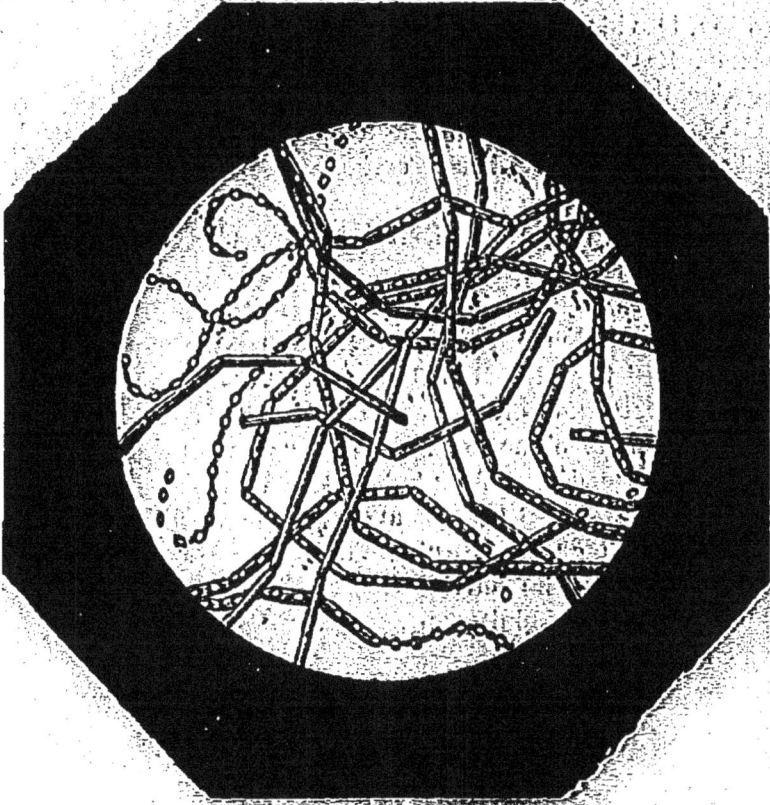

FIGURE 4

donné naissance, mais où le contour a disparu ; d'autres enfin sont tout-à-fait libres et flottent dans le liquide. Ces noyaux sont les *germes*, les *spores* ou *graines* de la bactéridie. Si on les sème dans du bouillon neutre de poule, ils produisent des filaments semblables à ceux de la figure 3.

La bactéridie existe donc sous deux formes. Dans le sang, les bactéridies sont toujours courtes et cassées, dans les cultures elles sont en général très allongées.

L'influence de l'oxygène de l'air doit être la principale cause de cette différence de forme, d'aspect. Sous ces deux états, ses propriétés sont fort différentes. La bactéridie filamenteuse est tuée par une température de 60 degrés, la dessiccation, le vide, l'acide carbonique, l'alcool, l'oxygène comprimé. Les spores ou graines, au contraire, résistent à la dessiccation, peuvent former poussière et voltiger dans l'air, elles résistent également à une température de 90 à 95 degrés, à l'action du vide, de l'acide carbonique, de l'alcool, de l'oxygène comprimé.

En un mot, les germes sont beaucoup plus résistants que les bactéridies.

Les notes communiquées par M. Pasteur aux Sociétés savantes, Académie des sciences, Académie de médecine (30 avril-16-17 juillet 1877), nous montrent comment on est arrivé à cette notion rigoureuse et comment, partant de là, on a pu étudier d'une façon complète cette maladie.

Le point de départ faisait défaut aux hommes de science qui jusqu'ici avaient cherché avec peu de succès, la nature et l'étiologie du charbon. Aujourd'hui, on possède ce point de départ et la marche suivie dans les travaux qui ont élucidé complètement et définitivement la maladie charbonneuse peut servir de modèle pour l'étude de toutes les maladies contagieuses de l'homme ou des animaux. Détruites dans leurs principes, les épidémies qui ont pour cause des parasites microscopiques seraient détruites à jamais. L'Europe n'ignore-t-elle pas aujourd'hui la lèpre ?

La note lue à l'Académie de médecine, le 17 juillet, nous fournit un enseignement précieux sur les conditions à réaliser pour examiner le sang d'un animal, afin de s'assurer s'il est mort du charbon. L'examen microscopique doit être fait peu d'heures après la mort ; si on attendait quinze ou vingt heures seulement, on serait exposé à trouver non des *bactéridies* mais des *vibrions* qui pourraient induire en erreur.

Pour avoir du sang charbonneux pur, il faut donc le recueillir immédiatement ou quelques heures après la mort de l'animal.

Sans cela un praticien voulant faire des expériences sur le charbon, risquerait de trouver dans le sang de l'animal mort outre la bactéridie, un autre organisme, le *vibrion septique,* venu de l'intestin avec le commencement de la putréfaction. Et s'il inoculait ce sang, les animaux succomberaient alors à une maladie nouvelle, la *septicémie aigue expérimentale.*

La figure 5 montre l'aspect d'une goutte de sérosité péritonéale prise sur un animal mort de la septicémie aigue expérimentale. Le *vibrion* diffère de la *bactéridie* en ce qu'il n'est pas droit et immobile, mais sinueux et mobile comme un serpent.

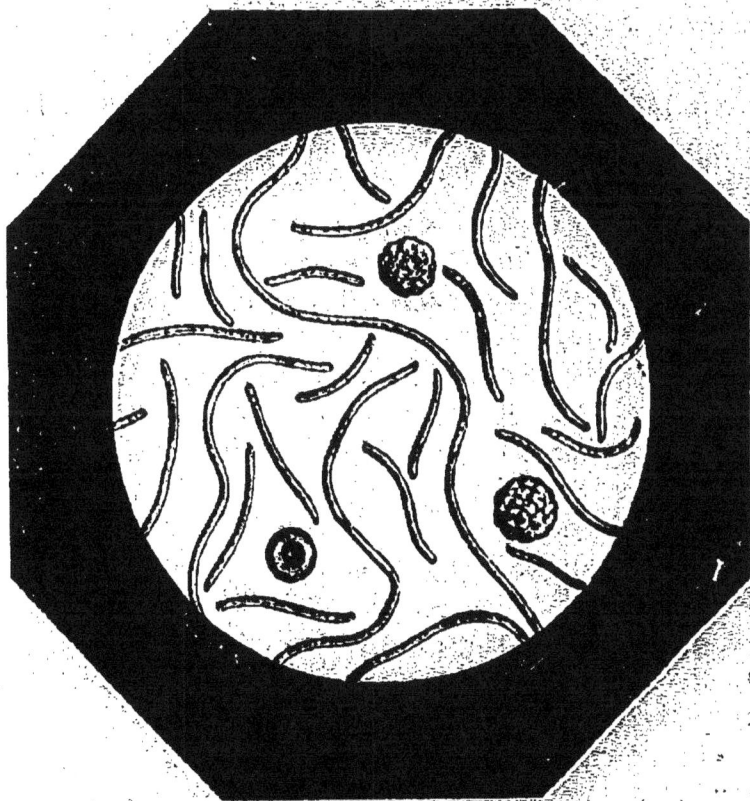

FIGURE 5

Cette notion doit toujours être présente à l'esprit de l'opérateur. Les équarrisseurs accoutumés à manier des animaux charbonneux n'ignorent pas cette particularité dans la transformation rapide des germes, ils savent qu'il y a peu de dangers à toucher un animal *avancé*, mais beaucoup à opérer sur un animal *encore chaud*.

Le 12 juillet 1880, M. Pasteur, tant en son nom qu'en celui de MM. Chamberland et Roux, donnait lecture, à l'Académie des sciences, d'une note sur « l'Étiologie du charbon. » Elle débutait ainsi :

« Une des maladies les plus meurtrières du bétail est l'affection qu'on désigne vulgairement sous le nom de *charbon*. La plupart de nos départements ont à en souffrir, les uns peu, les autres beaucoup. Il en est où les pertes se comptent annuellement par millions : tel est le département d'Eure-et-Loir. Des nombreux troupeaux de moutons qu'on y élève, il n'en est pas un seul, peut-être, qui ne soit frappé chaque année. Tout fermier s'estime heureux et ne donne même aucune attention à la maladie, quand la mort n'atteint pas plus de 2 à 3 pour 100 du nombre total des sujets qui composent son troupeau. Tous les pays connaissent ce fléau. Il est parfois si désastreux en Russie qu'on l'y nomme *la peste de Sibérie*.

« D'où vient la maladie charbonneuse ? Comment se propage-t-elle ? La connaissance exacte de son étiologie ne pourrait-elle pas conduire à des mesures prophylactiques faciles à appliquer et propres à éteindre rapidement la redoutable maladie ? Telles sont les questions que je me suis proposé de résoudre et pour lesquelles je me suis adjoint deux jeunes observateurs pleins de zèle, qu'enflamment comme moi les grandes questions que soulève l'étude des maladies contagieuses, MM. Chamberland et Roux.

« Longtemps on a cru que le charbon naissait spontanément sous l'influence de causes occasionnelles diverses : nature des terrains, des eaux, des fourrages, modes d'élevage et d'engraissement, on a tout invoqué pour expliquer son existence spontanée; mais, depuis que les travaux de MM. Davaine et Delafond, en France; de Pollender et de Braüell, en Allemagne, ont appelé l'attention sur la présence d'un parasite microscopique dans le sang des animaux morts de cette affection; depuis que des recherches rigoureuses ont combattu la doctrine de la génération spontanée des êtres microscopiques, et qu'enfin les effets des fermentations ont été rattachés à la microbie, on s'habitue peu à peu à l'idée que les animaux atteints de charbon pourraient prendre les germes du mal, c'est-à-dire les germes du parasite, dans le monde extérieur, sans qu'il y eût jamais naissance spontanée proprement dite de cette affection. Cette opinion se précisa encore davantage lorsque, en 1876, le docteur Kock, de Breslau, eut démontré que la bactéridie, sous la forme vibrionienne ou bacillaire, pouvait se résoudre en véritables corpuscules-germes ou spores. »

Les 1er février et 8 mars 1881, M. Pasteur faisait à l'Académie de médecine de nouvelles communications venant corroborer la note lue le 12 juillet 1880, à l'Académie des sciences.

La Société centrale de médecine vétérinaire de Paris nommait alors une commission, en lui allouant les fonds nécessaires pour faire des expériences et contrôler les faits relevés par M. Pasteur et ses collaborateurs MM. Chamberland et Roux, désormais associés à tous ses travaux.

Cette commission se composait de : M. Bouley, président; Davaine, Alphonse; Guérin et Villemin. Elle déposa son rapport le 17 mai 1881.

De l'ensemble des expériences faites, il résulte :

1° *Que la maladie du charbon est produite par un microbe, la* BACTÉRIDIE *(bacillus anthracis des Allemands).*

2° *Que ce microbe donne naissance à des germes qui restent vivants dans le sol pendant plusieurs années.*

3° *Que les animaux qui mangent des aliments souillés de ces germes peuvent contracter la maladie dite spontanée.*

Les mesures à prendre pour éviter la propagation de la maladie seraient simples. Mais comment combattre la négligence et l'incurie ? Le fermier et le berger veulent cacher jusqu'à la dernière heure que l'épidémie existe dans leurs troupeaux. Ils veulent jusqu'à la dernière minute, si possible, utiliser la peau, la chair même des animaux morts. Cette âpreté au gain leur coûte souvent cher.

Il faudrait incinérer les cadavres ou transformer une petite portion de terrain en un cimetière clos d'un mur assez élevé pour que les animaux ne puissent y pénétrer, et, assez profondément assis pour que les eaux de pluie ne puissent entraîner les germes sur les champs voisins. Ces mesures prises, le charbon finirait par disparaître et on ne signalerait plus tous ces cas de pustule maligne dont sont victimes les vétérinaires, les bergers, les bouchers, les tanneurs, les équarisseurs, et qui déterminent chaque année la mort d'un nombre considérable de personnes.

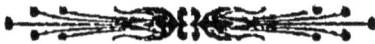

X

VACCIN CHARBONNEUX

Son origine. — Premières expériences.

L'étiologie et la prophylaxie de la maladie charbonneuse
étant bien connues, il restait une dernière question à étudier,
celle de la préservation immédiate des animaux contre cette
terrible affection. Malgré toutes les précautions qui pourront
être prises pour empêcher la formation de nouveaux germes
de contagion, il est certain que, dans les localités où la maladie règne à l'état endémique, ces germes existent, qu'ils
peuvent conserver leur activité virulente durant de longues
années et menacer sans cesse la santé et la vie des animaux.
Il était donc très important de trouver un procédé capable de
mettre momentanément les animaux à l'abri de cette cause
de maladie.

Il semblait naturel de chercher à guérir directement les
bêtes malades ; aussi les travaux entrepris dans cette direction sont-ils extrêmement nombreux. Mais il faut reconnaître
que tous les moyens préconisés jusqu'ici et qui ont été soumis
au contrôle de l'expérimentation, n'ont donné que des résultats nuls ou insignifiants. Après un grand nombre d'essais, les

cultivateurs lassés de tout, même de l'espérance, en étaient
réduits à voir succomber leurs animaux sans même essayer
de les sauver. Quelquefois ils faisaient émigrer leurs troupeaux ; d'autrefois ils se hâtaient de les vendre pour la bou-
cherie, ce qui leur occasionnait toujours des pertes assez considérables.

M. Pasteur ne tenta pas d'aborder la question par ce côté.
Si l'on réfléchit que, presque toujours, au moment où l'on
s'aperçoit que l'animal est malade, il est presque complètement infecté parce qu'il est malade déjà depuis plusieurs jours
et que les premiers symptômes ont passé inaperçus, on comprendra combien il est difficile, pour ne pas dire impossible,
d'arriver à la guérison. Souvent l'animal n'a plus que quelques
heures ou même quelques instants à vivre ; comment alors
peut-on espérer trouver une médication assez énergique pour
enrayer le mal ?

M. Pasteur chercha à réaliser cette idée qui doit servir de
base à la médecine : *prévenir et non guérir*. Les personnes,
par exemple, qui ont été vaccinées par le vaccin jennérien,
sont mises à l'abri de la variole au moins pendant un certain
temps. Si l'on veut bien réfléchir à l'importance de ce résultat
pratique, on reconnaîtra que cette grande découverte de Jenner
est plus importante que celle d'un remède contre la variole, remède qui n'aurait pas supprimé la maladie ni les traces qu'elle
laisse après la guérison. Ne serait-il pas possible de vacciner
également les animaux contre la maladie charbonneuse ?

En 1880, M. Pasteur découvrait précisément le premier
exemple d'une maladie (choléra des poules) produite par un
microbe spécial, lequel, par un artifice particulier, pouvait être
privé d'une partie de sa virulence et être ensuite inoculé sans
danger aux poules. Par ce virus atténué on pouvait communiquer aux poules une maladie bénigne ; et, à la suite de cette
légère atteinte, elles étaient préservées contre la maladie
mortelle.

C'est là, dis-je, le premier exemple d'une maladie produite par un microbe bien connu et ne récidivant pas. Depuis, plusieurs autres maladies à microbes, également définies, ont été reconnues jouir de la même propriété. Dans les maladies humaines, la plupart de celles qu'on désigne sous le nom de maladies contagieuses, comme la fièvre typhoïde, la fièvre scarlatine, la rougeole, etc., ne récidivent pas non plus. C'est là un point de rapprochement très précieux entre ces sortes d'affections et qui peut nous autoriser à penser qu'elles sont produites également par des êtres microscopiques.

M. Pasteur, avec une merveilleuse sagacité, ne manqua pas de faire remarquer que le procédé qui lui avait servi à atténuer l'action du microbe du choléra des poules, devait vraisemblablement être un procédé général d'atténuation de la virulence des microbes en général, causes de différentes autres maladies. Une communication faite au congrès de Genève par M. Pasteur, en son nom et au nom de MM. Chamberland, Roux et Thuillier, montre la parfaite exactitude de cette prévision.

Aussi M. Pasteur chercha-t-il à appliquer cette méthode générale à la maladie charbonneuse. Le succès ne tarda pas à couronner ses efforts.

Les lignes qui précèdent forment le chapitre VII de l'ouvrage si remarquable de M. Charles Chamberland « Charbon et vaccination charbonneuse d'après les travaux de M. Pasteur. » Elles résument et posent admirablement la question.

Au reste, nous avons fait au livre de M. Chamberland, collaborateur et directeur des laboratoires Pasteur, de larges emprunts. Nous ne pouvions, toutes les fois qu'il s'agissait de questions techniques, puiser à une source plus sûre, plus autorisée.

Le microbe du charbon, la bactéridie, est connue, il faut la combattre ; en la cultivant, en faire un antidote.

Les communications adressées à l'Académie des sciences par M. Pasteur, Chamberland et Roux, 27 septembre 1880, 28 février, 21 mars 1881, nous révèlent les travaux remarquables du laboratoire Pasteur.

Le 13 juin 1881, M. Pasteur rendant un compte sommaire des prem! res expériences faites à Pouilly-le-Fort, près Melun, sur la vaccination charbonneuse, disait à l'Académie des sciences :

« Dans ma note du 28 février dernier, qui avait pour objet la découverte d'une méthode de préparation des virus atténués du *charbon*, je m'exprimais ainsi, en mon nom et au nom de mes jeunes collaborateurs : « Chacun de ces microbes charbonneux atténués constitue pour le microbe supérieur un *vaccin*, c'est-à-dire un virus propre à donner une maladie plus bénigne. Quoi de plus facile, dès lors, que de trouver, dans ces virus successifs, des virus propres à donner la *fièvre charbonneuse* aux moutons, aux vaches, aux chevaux, sans les faire périr et pouvant les préserver ultérieurement de la maladie mortelle ? Nous avons pratiqué cette opération avec un grand succès sur les moutons. Dès qu'arrivera l'époque du parcage des troupeaux dans la Beauce, nous en tenterons l'application sur une grande échelle. »

Les expériences publiques de vaccination charbonneuse à Pouilly-le-Fort avaient admirablement réussi. — Le *vaccin charbonneux était trouvé.*

C'était une révélation. Il y avait des incrédules, ils voulaient voir par eux-mêmes, tellement le résultat leur paraissait surprenant. M. Pasteur accueillit toutes les propositions et des expériences furent répétées dans toutes les parties de la France pendant les années 1881-1882.

Les principales eurent lieu à :

Pouilly-le-Fort (Seine-et-Marne).	1881
Fresne-Pithiviers (Loiret).	1881
Chartres (Eure-et-Loir).	1881
Artenay (Loiret).	1881

Toulouse (Haute-Garonne), Ecole vétérinaire. 1882
Nevers (Nièvre), Société d'agriculture. 1882
Mer (Loir-et-Cher). 1882
Montpellier (Hérault), Société d'agriculture. 1882
Bordeaux (Gironde), Société d'agriculture. 1882
Angoulême (Charente), Société d'agriculture. 1882
Clermont-Ferrand (Puy-de-Dôme). 1882

Nous pourrions citer d'autres expériences :

Par exemple, celles de la Société d'agriculture du Gard faites à Nîmes aux mois d'avril et mai 1882 ; celles de M. de Roquebrune, vétérinaire à Salon (Bouches-du-Rhône), effectuées en janvier-février 1882 ; celles du Comice agricole de Nogent-sur-Marne, faites en mai 1882 ; et quantité d'autres que des cultivateurs intelligents entreprirent pour vérifier l'efficacité de la vaccination charbonneuse. Les résultats furent partout identiques. On peut donc dire qu'en France, la période des essais est close et que la méthode Pasteur est entrée définitivement dans le domaine de la pratique.

On trouvera ci contre (*page 96*) un tableau récapitulatif des premières expériences faites.

On y verra que sur cent trente-cinq moutons *vaccinés*, deux au plus ont succombé à l'action du virus virulent, tandis que sur cent cinq moutons *non vaccinés* quatre-vingt-dix-sept ont succombé à cette même action.

Pour les bœufs ou vaches, dix-sept ont été vaccinés et n'ont manifesté aucun symptôme de maladie après l'inoculation virulente, tandis que sur onze animaux non vaccinés quatre sont morts et tous les autres ont été plus ou moins gravement malades.

Enfin trois chevaux vaccinés ont très bien supporté l'effet du virus virulent, tandis que deux chevaux non vaccinés ont succombé tous les deux à cette même action.

De l'ensemble des résultats obtenus tant en France qu'à

EXPÉRIENCES	VACCINÉS			NON VACCINÉS			MORTALITÉ PAR LE VIRUS VIRULENT					
							VACCINÉS			NON VACCINÉS		
	Moutons	Vaches	Chevaux	Moutons	Vaches	Chevaux	Moutons	Vaches	Chevaux	Moutons	Vaches	Chevaux
Pouilly-le-Fort (Seine-et-Marne).......	25	6	1 (Exp. Rossignol)	25	4	1	1(?)	»	»	25	»	1
Fresne (Loiret)......................	10	1	»	10	1	»	»	»	»	0	»	»
Chartres (Eure-et-Loir)...............	19	»	»	16	»	»	»	»	»	15	»	»
Artenay (Loiret)	5	»	»	5	»	»	»	»	»	5	»	»
Toulouse (Haute-Garonne).............	9	»	»	5	»	»	»	»	»	4	»	»
Nevers (Nièvre)......................	11	6	2	7	4	1	»	»	»	7	2	1
Mer (Loir-et-Cher)...................	15	»	»	14	»	»	»	»	»	14	»	»
Montpellier (Hérault)............. ˙...	6	»	»	5	»	»	»	»	»	4	»	»
Bordeaux (Gironde)..................	18	2	»	9	1	»	1(?)	»	»	9	1	»
Angoulême (Charente)...............	12	»	»	7	»	»	»	»	»	6	»	»
Clermont-Ferrand (Puy-de-Dôme)......	5	2	»	2	1	»	»	»	»	2	1	»
Totaux............	135	17	3	105	11	2	2(?)	»	»	97	4	2

l'étranger sur les vaccinations faites (1881-1882), on peut conclure, que : tous les expérimentateurs qui voudront s'assurer désormais de l'efficacité de la vaccination charbonneuse et qui ne réussiront pas dans leurs tentatives, ne pourront incriminer la méthode Pasteur ; ils devront rechercher les motifs de leur échec dans *leur mode opératoire*. Il se peut même qu'un expérimentateur, quel que soit son mérite, voulant se livrer à un contrôle, soit de la vaccination charbonneuse, soit de l'atténuation de la bactéridie par la méthode Pasteur, n'aboutisse à aucune conclusion certaine ; à lui, dans l'état actuel de la science, de rechercher et de trouver la raison de son échec.

La vaccination ne peut être rendue responsable d'un accident ou d'un oubli dans l'opération faite.

Pour clore ce chapitre qui indique la fin de la période d'expérimentation, 1881-1882, du vaccin charbonneux, nous ne pouvons mieux faire que de citer l'extrait du rapport lu à la Société vétérinaire d'Eure-et-Loir, le 29 octobre 1882 :

« Le résumé des vaccinations pratiquées dans le département d'Eure-et-Loir, depuis les expériences de Pouilly-le-Fort et de Lambert, est très instructif.

« Le nombre des moutons vaccinés depuis un an s'élève à 79,392; sur ces troupeaux, la moyenne de la perte annuelle depuis dix ans était de 7,237, soit 9.01 0/0. Depuis la vaccination, il n'est mort du charbon que 518 animaux, soit 0.65 0/0. Il faut faire observer que cette année, probablement à cause de la grande humidité, la mortalité ne s'est élevée en Eure-et-Loir qu'à 3 0/0. Les pertes auraient donc dû être de 2,382, au lieu de 518 après les vaccinations.

« Dans les troupeaux qui ont été vaccinés en partie, nous avons 2,308 vaccinés et 1,659 non vaccinés; la perte sur les premiers a été de 8, soit 0.4 0/0; sur les seconds, la mortalité s'est élevée à 60, ou 3.9 0/0. Nous ferons remarquer que dans ces troupeaux, pris dans différents cantons du département,

7

les moutons vaccinés et non vaccinés sont soumis aux mêmes conditions de sol, de logement, de nourriture, de température, et que, par conséquent, ils ont subi des influences totalement identiques.

« Les vétérinaires d'Eure-et-Loir ont vacciné, dans l'espèce bovine, 4,562 animaux, sur lesquels on perdait annuellement 322 bêtes. Depuis la vaccination, il n'est mort que 11 vaches. La mortalité annuelle, qui était de 7.03 0/0, devient 0.24 0/0.

« Des engorgements généralement peu graves étant survenus après la vaccination du cheval, et la mortalité du charbon étant peu élevée, 1,5 0/0, les vétérinaires n'ont pas cru prudent de faire cette vaccination sur une grande échelle. Il n'y eut que 524 chevaux vaccinés, dont 3 moururent entre les deux vaccinations.

« Ce résultat nous paraît irréfutable : en présence de tels chiffres, il n'est plus permis de douter de l'efficacité de la vaccination charbonneuse.

« La belle découverte de M. Pasteur doit nous inspirer confiance. Si nos cultivateurs beaucerons veulent bien comprendre leurs intérêts, les affections charbonneuses ne seront bientôt plus qu'un souvenir, parce que le charbon, le sang de rate et la pustule maligne ne sont jamais spontanés, et qu'en empêchant par la vaccination la mortalité de leur bétail, ils détruiront toutes causes de propagation du charbon, et, par conséquent, feront disparaître de la Beauce, en quelques années, cette redoutable affection.

« E. BOUTET,

« *rapporteur*. »

Ce rapport montre que sur les animaux *vaccinés*, il est mort 1 mouton sur 288, et sur les *non vaccinés témoins* soumis aux mêmes conditions, 1 sur 27. La mortalité a donc été dix fois plus faible sur les vaccinés que sur les non vaccinés.

Le docteur A. Bordier, dans le *National* du 8 janvier 1883,

rendant compte de la séance à Chartres de la Société vétérinaire d'Eure-et-Loir, termine ainsi son article scientifique :

« Dans ces dernières semaines, on a vacciné 13,000 moutons,
« 3,500 bœufs, 20 chevaux, et il n'y a pas eu sur ce total de
« 16,520 animaux un seul accident.

« On peut donc considérer comme acquis, sinon dans ses
« détails, au moins dans son principe, le grand fait de la vac-
« cination contre le charbon. »

La vaccination est une mesure *préventive* et *ne guérit pas*.
Si on la pratique sur un troupeau déjà sous l'influence du charbon, les animaux peuvent continuer à mourir jusqu'à ce que
la vaccination soit complète, c'est-à-dire jusqu'à ce que le
vaccin ait produit son effet, soit dix ou douze jours seulement
après la seconde inoculation.

Ceci explique les résultats douteux obtenus dans plusieurs
expériences faites à l'étranger. Nous ajouterons qu'en 1881-
1882, années où la pratique de la vaccination était à son début,
MM. les vétérinaires ou expérimentateurs étaient plus ou
moins au courant de la manière d'opérer.

Aujourd'hui les vaccinations se font sur une grande échelle.
Pour nous, elle deviendra générale, peut-être même obligatoire
dans certaines provinces où le charbon sévit et donne des
pertes annuelles variant de 15 à 40 0/0.

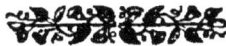

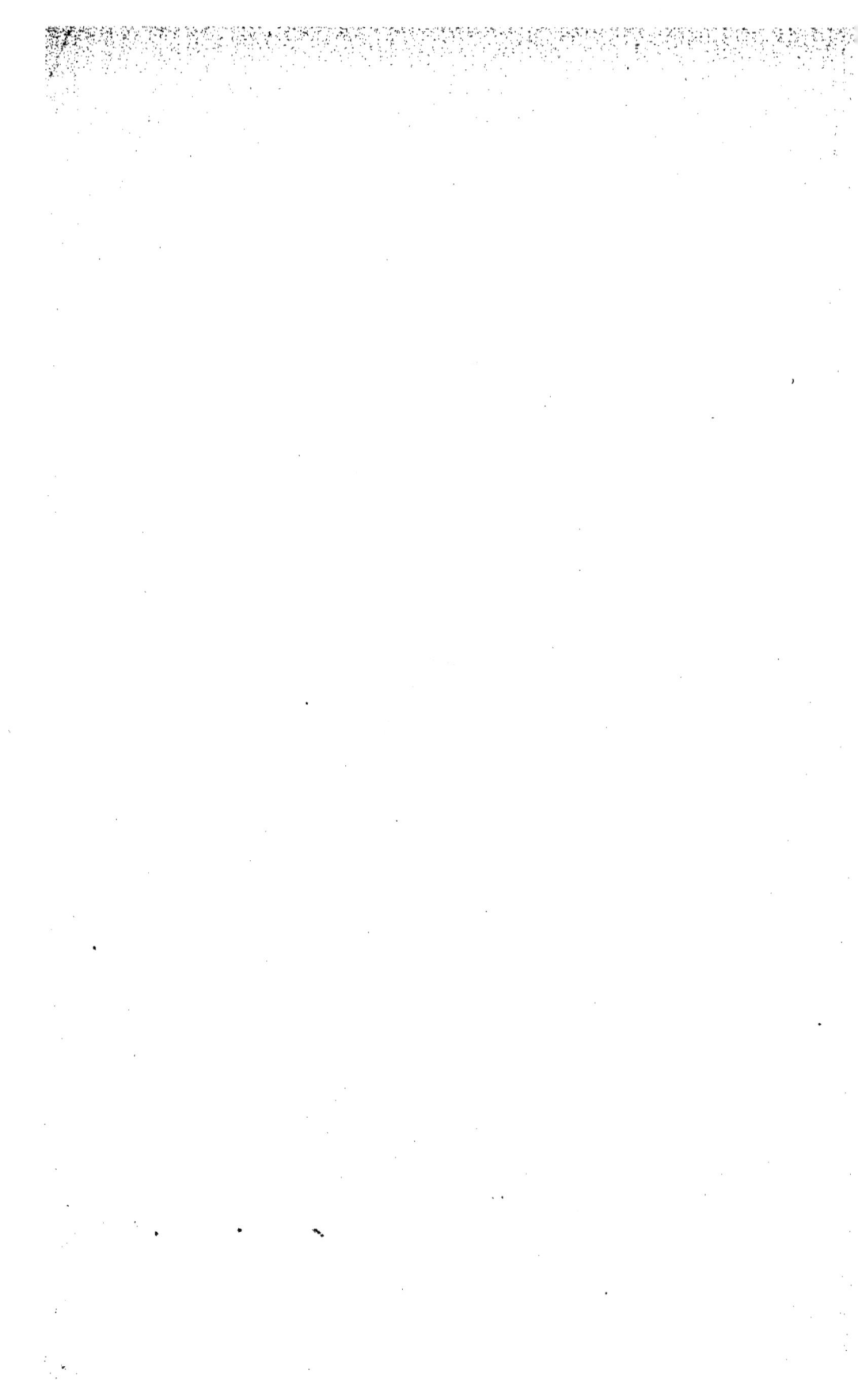

XI

RÉSULTATS PRATIQUES

Inoculations faites.

Les résultats des vaccinations faites pendant les 5 années 1881-1882-1883-1884-1885 accusent une mortalité *dix fois plus faible* sur les animaux *vaccinés* que sur les *non vaccinés*.

Ces chiffres résultent des rapports transmis. Pour les établir voici comment on opère : Il est adressé à MM. les vétérinaires ou agriculteurs-éleveurs, qui ont demandé des vaccins dans le courant de l'année précédente, un bulletin, avec prière de le retourner rempli avec leurs observations.

Les statistiques sont établies sur ces bulletins, soigneusement classés et conservés, elles sont donc irréfutables. Elles peuvent être douteuses si on les fait porter sur un petit nombre de sujets; elles sont justes, certaines, lorsqu'elles sont la résultante de plusieurs millions d'inoculations. On peut donc dire, avec toute l'autorité que donnent ces documents embrassant une période de 5 années (1881-1885) que la *théorie* est devenue *pratique*.

Nous donnons comme modèle le n° 134, extrait des bulletins de l'année 1883.

*Etat des vaccinations charbonneuses opérées
du 1er janvier au 31 décembre 1883,
par Monsieur Gustave Lejeune, médecin vétérinaire à Artenay
(Loiret).*

	MOUTONS	BOEUFS	CHEVAUX
Perte moyenne par an, les années précédentes, pour cent........	1/10	1/10	1/20
Nombre d'animaux vaccinés en 1883........................	9396	752	»
Pertes après les vaccinations :			
1o Entre la première et la deuxième vaccination..............	2	»	»
2o Après la deuxième vaccination, dans les huit premiers jours....	»	»	»
3o Après la deuxième vaccination, après les huit premiers jours....	18	1	»
Total des pertes......	20	1	»
Soit, pour cent.......	0,19	0,075	»

OBSERVATIONS

J'ai eu des cas de mort sur les agneaux seulement à Herblay, chez M. Maisons ; ils avaient été vaccinés le 21 avril et le 4 mai. Cinq agneaux avaient péri par le charbon : j'ai donné aux 148 agneaux restants du premier vaccin le 2 août et du second le 17 août. Depuis cette époque, il n'y a pas eu un seul cas de mort.

Chez M. Poisson de Lumeau, c'était la première fois que le troupeau était vacciné, il est mort et des brebis et des agneaux, mais moins des premières que des seconds. Le troupeau a été vacciné le 25 avril et le 8 mai. J'ai attendu un peu longtemps ; mais, après la perte de 7 animaux (3 brebis et 4 agneaux), tout le troupeau, composé de 363 têtes, a reçu du troisième vaccin. Il n'y a pas eu un seul cas de mort depuis le jour de la vaccination 23 octobre jusqu'à cejourd'hui 6 mars 1884.

Je tiens à votre disposition mon rapport complet si vous le désirez.

GUSTAVE LEJEUNE,

Médecin-Vétérinaire à Artenay (Loiret).

Les résultats du vaccin charbonneux ne peuvent être mis un instant en doute. Si quelques accidents isolés se produisent pendant ou après les inoculations, ils ne peuvent être attribués, nous le répétons, qu'aux opérateurs qui auront négligé certaines précautions. Les principales précautions à prendre sont : 1° ne jamais se servir d'une seringue sale ; 2° d'un vaccin vieux laissé dans un tube plusieurs fois débouché et dans lequel des germes étrangers, en suspension dans l'air, auraient pu s'introduire ; ces germes modifiant le vaccin dans son essence même peuvent, de *préventif*, le rendre dangereux, mortel.

Le vaccin charbonneux étant trouvé, une question importante se posait. Quelle était la durée pendant laquelle les animaux conservent l'immunité à la suite de la vaccination ?

M. le Ministre de l'Agriculture mit gracieusement à la disposition de M. Pasteur le troupeau de la ferme de la Faisanderie, à Joinville-le-Pont. Les expériences commencèrent le 2 juin 1881, elles furent renouvelées par la Société d'agriculture de Melun, le 26 février 1882, puis le 15 juin 1882, par le Comice agricole de Chartres le 9 septembre 1882.

M. Rossignol, rapporteur de la Commission nommée pour contrôler lesdites expériences en rend compte en ces termes :

« Le résultat est vraiment merveilleux. Le 26 janvier, tous
« les moutons *vaccinés* qui avaient été soumis à l'épreuve de
« l'inoculation virulente en avaient triomphé ; le 15 juin, *un*
« *an après la vaccination,* cette opération les garantit encore
« dans l'énorme proportion de 80 pour 100. Les plus difficiles
« peuvent donc se tenir pour satisfaits ; car, dans la pratique,
« les animaux seront protégés, on peut le dire sans exagérer,
« dans la proportion *de cent pour cent.*

Nous ne pouvons nous dispenser de citer encore quelques paroles de M. Rossignol. En 1882, elles pouvaient paraître aventurées, prophétiques, elles sont en partie réalisées aujourd'hui.

« Cette date du 26 janvier marquera dans les fastes de la

« Société d'agriculture de Melun. Tous les esprits sont con-
« vaincus ; la victoire est éclatante. Il nous reste à souhaiter
« que bientôt l'illustre savant, cette gloire de la patrie fran-
« çaise, vienne nous dire : je puis triompher aussi bien de la
« rage et de la péripneumonie que du sang de rate. Nous
« croirons tous aveuglément en la parole du maître des
« maîtres. »

En 1886, le monde entier acclame Pasteur et le souhait de
M. Rossignol pour la rage est un fait accompli.

D'après les expériences précitées et répétées depuis on peut
conclure que : la durée de l'immunité à la suite de la vaccination est d'un an.

Une mesure législative sanctionne, en France, la vaccination,
et dans certains cas, sans la rendre obligatoire, elle l'impose.

Le décret portant règlement d'administration publique pour
l'exécution de la loi du 21 juillet 1881 sur la police sanitaire
des animaux (22 juin 1882), mentionne que : 1° la mise en
quarantaine des locaux, herbages, etc., etc., déclarés infestés,
ne concerne pas les animaux qui seront *immédiatement
vaccinés ;* 2° admission des animaux frappés de prohibition à
l'importation, mais *avec inoculation obligatoire.*

Des compagnies d'assurances contre la mortalité du bétail,
l'*Avenir* entre autres, ont introduit dans leurs statuts et
dans leurs contrats l'obligation de la vaccination charbonneuse.

Nous le répétons. La vaccination est un remède *préventif,*
et pour donner des résultats sérieux elle doit être pratiquée
sur des animaux *sains,* c'est-à-dire sur des troupeaux qui ne
sont pas sous l'influence de l'épidémie.

Cependant la vaccination a été souvent faite sur des troupeaux *décimés* par le charbon, alors il a été constaté que la
maladie décroissait dès la première inoculation et disparaissait
à la suite de la seconde inoculation, soit après vingt-cinq
jours ; mais la vaccination *tardive* des animaux ne peut em-

pêcher la mort des animaux portant déjà en eux le germe du charbon.

Que les cultivateurs fassent vacciner leurs animaux au printemps, c'est-à-dire peu de temps avant l'apparition ordinaire du charbon et avant d'envoyer les troupeaux maigres dans les pâturages, ils verront, après quelques années, cette maladie disparaître complètement de leurs provinces.

En écrivant ce livre, nous nous sommes appuyés toujours sur des documents officiels. Nous serions incomplets si nous ne donnions pas le nombre des inoculations pratiquées.

Inoculations pratiquées

ANNÉES	MOUTONS	BŒUFS	CHEVAUX	PORCS (1)	TOTAUX
1881	149 100	14.462	484	»	164.046
1882	613.740	83.646	4.050	»	701.436
1883	706.660	64.460	2.692	6.432	780.244
1884	722.386	81.000	2.768	10.742	816.896
1885	803.250	83.924	2.596	26.538	916.308
1886*	684.478	74.396	400	30.142	789.984
* (8 mois, chiffres arrêtés, au 31 août).				SOIT........	4,168,914

Soit plus de QUATRE MILLIONS d'inoculations faites par des médecins vétérinaires ou des cultivateurs, éleveurs qui ont opéré eux-mêmes.

(1). La race porcine est décimée par une maladie contagieuse, *le rouget.* Par le même principe que pour le charbon, M. Pasteur en a trouvé l'organisme microscopique, puis le vaccin.

Aussi avons-nous cru devoir indiquer les inoculations déjà faites sur les porcs, qui, comme on le sait, constituent la seule nourriture animale de contrées entières surtout pour la classe peu aisée.

A titre de renseignement nous donnons la répartition des premiers *croyants-pratiquants* :

En			Faisant remarquer que les demandes de MM. les médecins vétérinaires étaient groupées selon les besoins de leur clientèle.
En	1881	136	
	1882	143	
	1883	296	
	1884	300	
	1885	320	

Maintenant, nous demandons aux pessimistes les plus endurcis de fixer le chiffre auquel s'arrêtera, en quelques années, la vaccination, lorsqu'elle sera connue, vulgarisée ?

Nous ne voyons pas de limites à son développement. Le nombre des inoculations faites dans la période d'expérimentation 1881-1882 et dans la période de son entrée en pratique 1882-1885 nous en est un sûr garant.

Il se produira pour le « VACCIN PASTEUR » le même fait que pour le « VACCIN JENNER » : il deviendra universel.

Le temps est un grand maître et les découvertes comme celle-ci peuvent attendre, elles ne périssent pas.

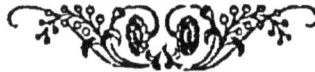

XII

LE CHARBON DANS LES PAYS ÉTRANGERS

Application normale du vaccin charbonneux,
par des laboratoires spéciaux.

Nous nous sommes attachés, dans les chapitres précédents à faire connaître les différentes phases à la suite desquelles le Vaccin charbonneux est arrivé à donner en France des résultats indéniables de son efficacité.

L'utile découverte de M. Pasteur appartient aujourd'hui au monde entier, et il nous a paru intéressant de signaler l'importance de son application à l'étranger.

Dès que M. Pasteur eût fait ses premières communications à l'Institut, un grand nombre de sociétés scientifiques en Europe, les accueillirent avec intérêt; des recherches statistiques furent faites sur la matière, et diverses publications firent connaître l'immensité des ravages produits par le charbon sur la surface du globe.

Dans une étude très complète intitulée : « Pasteur et son œuvre, » un écrivain autorisé, M. Georges Fleming, vétérinaire de l'armée anglaise, s'exprime ainsi :

« Les pertes causées par l'anthrax sont effroyables. Il détruit

aussi bien les animaux sauvages que les animaux domestiques. Il décime les troupeaux dans les régions polaires en
même temps qu'il est redouté sous les latitudes tropicales et
tempérées.

« De nombreux voyageurs, médecins vétérinaires et autres
ont décrit le charbon avec soin et l'ont observé en Sibérie, en
Laponie, Russie, Asie centrale, Asie mineure, Chine, Cochin-
chine, Indes occidentales et orientales, Pérou, Paraguay,
Brésil, Mexique, Amérique du Nord, Australie, Afrique méri-
dionale et Égypte.

« Les publications qui ont été faites sur l'éruption de la maladie, sa nature, son caractère et ses ravages, sont innom-
brables. En Europe, elle règne dans certaines parties de l'Allemagne, de la Pologne, de la Hongrie. Elle est (enzootique)
endémique, sur les côtes de la Catalogne, dans les Romagnes
et les Marches en Italie, et épidémique, en s'étendant même
au peuple, dans les pays de l'Esthonie, Livonie, Courlande, et
en Sibérie, où, pour supprimer la terrible « peste, » les auto-
rités militaires emploient des bataillons de soldats pour brû-
ler les milliers de cadavres d'animaux qui ont succombé.

« Les contrées les plus élevées ne sont pas exemptes de charbon, car les Alpes bavaroises, par exemple, lui paient un tribut annuel de victimes.

« L'antiquité du charbon est aussi grande que son extension
géographique est vaste.

« C'était une des plaies qui frappèrent les Égyptiens au temps
de Moïse ; Virgile, dans ses *Géorgiques*, a décrit ses désastres
contagieux avec le plus grand soin.

« Il en est souvent fait mention dans les histoires du Premier
et du Moyen âge comme d'une peste dévastant les troupeaux,
et nos plus anciens manuscrits Anglo-Saxons contiennent de
fantastiques récits sur le danger des « tumeurs noires » qu'ils
attribuent à l'ensorcellement des animaux.

« Après avoir estimé les pertes en France à plus de vingt

millions de francs par an, M. Georges Fleming s'exprime ainsi sur la Russie :

« En *Russie*, les pertes sont énormes, principalement sur les chevaux et le bétail.

« En 1837, dans un seul district, 1,900 bêtes moururent du charbon et, en 1857, 100,000 chevaux périrent, dans l'Empire, de cette maladie.

« En 1860, les pertes en bétail furent de 31,987 têtes.

« D'après un rapport officiel de 1864, dans les gouvernements de Saint-Pétersbourg, Novgorod, Olonetz, Tver et Iaroslaw, 10,000 animaux et 1,000 personnes moururent. Du 15 janvier au 27 mars 1865, les pertes dans les gouvernements de Minsk, Vitebsk et Mohilew furent de 47,000 bœufs, 2,543 chevaux et 57,844 autres animaux domestiques.

« Dans le gouvernement de Tobolsk, en juin et juillet 1874, 4,735 chevaux, 816 bœufs, 1,030 moutons, 67 porcs et 106 personnes succombèrent aux atteintes de la peste de Sibérie.

Enfin, ajoute M. Fleming.

« Dans l'Inde, le charbon frappe tous les animaux et, sous le nom de « Loodiana disease, » il sévit cruellement sur les chevaux de l'armée. Il en est de même dans le sud de l'Afrique. »

Nous arrêtons ici cette intéressante citation, elle suffit pour établir avec quelle intensité de mortalité le fléau frappe le bétail dans le monde entier.

Les premières expériences de vaccin charbonneux faites en France devaient attirer l'attention des pays étrangers où le charbon règne à l'état endémique.

En septembre 1881, des expériences publiques eurent lieu en Autriche-Hongrie ; en 1882, en Allemagne, en Italie, en Belgique, en Suisse, en Angleterre, puis en 1883, en Espagne.

Certains résultats ont été contestés, discutés. Les membres de diverses commissions se trouvèrent divisés. En tous cas, ces expériences tentées à l'étranger ne furent pas toutes faites avec les précautions, les soins exigés dans une opération aussi délicate.

Quoi qu'il en soit, ces expériences portèrent leurs fruits. La méthode se divulgua, et il est curieux de suivre les tentatives de vaccination et la marche ascendante des inoculations qui se font annuellement dans quelques pays où l'efficacité de la méthode Pasteur est maintenant *officiellement* reconnue. Nous citerons notamment l'Italie, l'Espagne, la Belgique, la Hollande et les Indes Anglaises.

En *Italie*, le charbon existe avec beaucoup d'intensité. Il sévit principalement sur l'espèce bovine, et les pertes s'élèvent comme en France de 10 à 20 % dans les troupeaux qui en sont atteints.

D'après la statistique officielle du Ministère de l'Intérieur et les relevés des vaccins envoyés en Italie depuis 1882 par le Laboratoire-Pasteur, les campagnes les plus contaminées sont celles de : Turin — Cunio. — Alexandrie. — Milan. — Côme. — Pavie. — Plaisance. — Venise. — Mantoue. — Vérone. — Vicence.— Padoue.— Bellune.— Parme.— Reggio.— Modène. — Ferrare. — Bologne. — Florence. — Lucques. — Pise. — Sienne. — Ancône. — Rome. — Aquila. — Foggia. — Chieti.— Naples. — Caserte. — Bari ; et en Sicile, Calatanisetta.

Les rapports adressés chaque semaine par les maires de ces différentes localités au Ministère, prouvent que le charbon y règne en permanence.

Dès 1882, le Ministère de l'Agriculture avait institué une Commission composée d'hommes éclairés sous la présidence du commandeur Ercolani, directeur de l'École vétérinaire de Bologne, pour étudier la question du vaccin et faire faire des expériences.

Un des membres les plus distingués de cette Commission, M. le professeur Perroncito, de Turin, se rendit au Laboratoire de M. Pasteur et, à son retour, fit pendant plusieurs années des expériences d'inoculation, qui démontrèrent l'efficacité absolue de l'emploi du vaccin.

Dans ces conditions, le gouvernement n'hésita pas à recommander la pratique de la vaccination.

Le ministre de l'Agriculture et du Commerce, Son Excellence B. Grimaldi, a adressé le 17 septembre 1886, une circulaire à tous les Préfets et à tous les comices agricoles du royaume, au sujet des inoculations charbonneuses.

Cette circulaire indique que :

Le vaccin charbonneux Pasteur sera délivré *gratuitement* à tous les propriétaires qui en feront la demande par l'entremise des écoles vétérinaires de Turin, Milan, Bologne, Pise et Naples.

Dans chacune de ces Ecoles on y enseignera la vaccination, et il sera fait des conférences pour mettre au courant du mode opératoire tous les vétérinaires du royaume.

La vulgarisation du vaccin Pasteur est donc appelée à recevoir la plus large application en Italie.

En *Espagne,* le charbon règne principalement dans les provinces suivantes : la Catalogne, l'Aragon, la Navarre, le Léon, la Vieille-Castille, l'Estramadure, la Nouvelle-Castille, l'Andalousie, l'Albacète.

En Catalogne, le charbon sévit sur les bœufs, les moutons et les chevaux. A la suite d'inoculations nombreuses faites, la mortalité qui était de 20 pour cent est descendue après vaccination à 0,3/4 pour cent.

En Aragon, la mortalité qui frappe surtout les moutons, varie de 6 à 15 pour cent, elle est tombée après vaccination à 0,3/4 et 1 pour cent au plus.

La Navarre et la Vieille-Castille où l'on a obtenu les mêmes résultats sont très contaminées.

Les premières expériences de vaccination datent de 1883 et sont dues aux louables efforts de l'éminent savant M. Mendoza, et d'un vétérinaire distingué, M. Arzoz.

Depuis les demandes de vaccin faites au Laboratoire Pasteur qui avaient été en 1882 de 2,400 doses, ont atteint :

En 1883 de 4,500
En 1884 de 6,650
En 1885 de 25,550
En 1886 40,000 seront dépassées.

Devant ces résultats, la puissante association des Ganaderos et le gouvernement multiplient les expériences pour vulgariser la vaccination charbonneuse.

L'association des Ganaderos, reconnue d'utilité publique par décret du 3 mars 1877, décret qui lui confère maintes prérogatives, n'est que le syndicat de tous les grands propriétaires éleveurs de la péninsule. Le marquis de Peralès en est président et don Miguel Lopez Martinez, secrétaire. Elle est administrée par une commission permanente de seize membres dont fait partie don M. Catalina y Cobo, directeur de l'agriculture.

Remercions ici l'éloquent et sympathique docteur professeur D. Amalio Gimeno, député de Valence aux Cortès, d'avoir bien voulu, à notre dernier voyage à Madrid nous patronner tant au Ministère que près de M. Lopez Martinez. — Avec le concours de M. Georges Polack, si connu et si estimé, le vaccin Pasteur sera, dans quelques années, aussi répandu en Espagne qu'en France.

En *Autriche-Hongrie* où le charbon (milzbrand) est très répandu, surtout dans certaines contrées, la vaccination charbonneuse se vulgarise à grands pas.

En 1882-1883 on y avait pratiqué 40,000 inoculations — en 1886-1887 elles dépasseront 200,000 — défalcation faite des vaccins envoyés en Serbie, Bulgarie, Roumanie.

En *Hollande*, un savant vétérinaire M. Poëls, de Rotterdam, autorisé par l'Etat, donne tant par ses travaux scientifiques que par la pratique des inoculations, une impulsion très utile à la méthode Pasteur.

En *Belgique*, l'honorable directeur de l'Ecole vétérinaire
de Bruxelles, M. Wehenkel délivre le vaccin charbonneux
gratuitement pour le compte du gouvernement et constate
dans ses bulletins de vaccination que la mortalité après inoculations est réduite à zéro.

Indes orientales. Une correspondance très intéressante
publiée en 1885, dans le « Times Indien de Bombay » donne
d'utiles renseignements sur le charbon aux Indes et les essais
de vaccin qui y ont été pratiqués. — Nous citons en partie
cette correspondance, respectant même sa traduction origi-
nale. .

« Nous avons le plaisir d'apprendre, en lisant une série d'in-
téressants documents qui viennent d'être publiés par le Gouvernement de l'Inde, qu'un laboratoire va être créé par le
surintendant général, chargé des haras (ou élevage des
chevaux) au Bengale, à l'effet de préparer méthodiquement
et de mettre en expérimentation le virus (vaccin) préparé
d'après le procédé de M. Pasteur. On doit rendre à M. J. Mills,
inspecteur des maladies du bétail à Madras, cette justice, qu'il
est le premier du corps médical qui ait mis en pratique dans
l'Inde la méthode de M. Pasteur. Nous lisons également dans
les pièces administratives ci-dessous mentionnées que M. Mills
a dirigé, en juin de l'année dernière, une série d'essais
effectués sur des poneys, des ânes, des vaches, des bœufs, des
buffles, des ovins, des cochons d'Inde, 88 individus en tout, et
cela, avec un succès marqué. On inocula aux animaux l'Anthraxine (vaccin) Pasteur, puis, « deux drachmes de sang pris
sur les cadavres de cochons d'Inde ayant succombé à l'Anthrax, furent injectés sous la peau du cou, dans la région de la
parotide, » en quelques cas, et « sous la peau des cuisses » en
d'autres circonstances.

« Dans les cas se rapportant aux poneys et aux ânes, un
abcès, de la grosseur d'un œuf, à base très dure, ressemblant
en réalité à un furoncle, se forma au siège d'inoculation, mais

fut graduellement résorbé. Dans les autres cas, la piqûre ne laissa pas de traces. Aucun des animaux ne cessa de manger et tous allèrent bien. Pour contrôler ces expériences, un poney et un buffle vaccinés furent expédiés à un village où sévissait l'Anthrax, où on les parqua avec le bétail et où on les mit aux mêmes pâturages que les autres animaux ; ces deux individus échappèrent cependant à la contagion.

« Des cochons d'Inde vaccinés furent placés dans la même cage que d'autres succombant à l'Anthrax et atteints d'une violente hémorrhagie pulmonaire précédant la mort; aucun d'eux ne fut malade.

« M. Mills a calculé qu'il en coûtera de quatre à six annas par tête de cheval, de bœuf ou de buffle et de deux à trois annas par tête d'ovin ou de chèvre, et il conseille en conséquence fortement d'importer ici l'anthraxine (le vaccin) venant de chez M. Pasteur, en France, et de l'employer méthodiquement dans toute l'étendue de la présidence de Madras. Le chirurgien inspecteur vétérinaire (Dr G. Evans), n'a pas toutefois partagé les vues confiantes de M. Mills, mais s'en référant aux rapports faits par le Dr Klein, à l'Institut Browne, à Londres, et par le *Dr Buchanan*, agent médical du Gouvernement local, au bureau de Londres, il a paru douter que le liquide en question se montrât toujours efficace dans l'Inde. Il a insisté vivement sur ce fait, savoir que, si M. Pasteur réussissait toujours pour son compte, il n'était pas rare que, le liquide vendu par ses agents accrédités fût trouvé, non seulement inefficace, mais même parfois nuisible. Pour cette raison, il conseillait des expériences ultérieures à effectuer sur des animaux sans valeur, avant d'adopter généralement un tel système. Le gouvernement de Madras ordonna en effet, en conséquence, qu'il serait fait une série d'expériences.

« Par les rapports à lui envoyés, le gouvernement de l'Inde apprit que des expériences faites à Burma, sur des éléphants, avaient eu les résultats les plus satisfaisants. A aucun moment, les animaux n'avaient cessé de prendre leur nourriture, et bien que les individus vaccinés eussent été inoculés avec du virus pris sur une bête atteinte de la peste bovine parfaitement constatée, ils échappèrent sans qu'on pût voir le plus léger signe d'infection. Le succès de Burma fut considéré à tel point comme satisfaisant, que les agents de la Bombay-Burma trading corporation (association commerciale Bombay-Burma) manifestèrent l'intention de se servir du liquide de Pasteur pour tous leurs éléphants de Mingyan et des forêts de la vallée de Chindwin. En présence de tels faits, le gouvernement prit, en toute connaissance de cause, la résolution d'engager le secrétaire d'état à adresser *M. J. H.-B. Hallen*, le surintendant général des haras de l'Inde, qui, par un heureux hasard, était en congé chez lui, à se rendre au laboratoire de M. Pasteur, à Paris, afin d'y apprendre non seulement la méthode suivie pour la vaccination, mais encore le mode de préparation du vaccin. M. Hallen se rendit, en effet, près de M. Pasteur et fut mis en relation avec le représentant de ce dernier, qui lui expliqua et lui démontra de la manière la plus explicite, avec les appareils nécessaires, les moyens adoptés pour déceler et cultiver les germes anthraxiques, atténuer le virus de manière à en faire deux sortes de vaccin « le premier et le deuxième. » Il lui montra comment on effectuait la vaccination. M. Hallen revint à Londres, pleinement converti aux théories de M. Pasteur, mais il fut d'avis qu'il serait inutile de compter sur des succès, si l'Inde importait chez elle le vaccin. Il s'adressa, en conséquence, au secrétaire d'État, l'engageant à obliger à l'avenir tous les chirurgiens vétérinaires à suivre un cours régulier chez M. Pasteurs, pour y apprendre son système de préparation du vaccin et d'inoculation du bétail et il ajouta que le gouvernement de l'Inde installerait des laboratoires, dans des stations centrales où l'on préparerait et distribuerait le vaccin. Il évalua la dépense totale à 300 livres sterling par station centrale, somme qui n'est pas à comparer à celle représentée par le nombre énorme d'existences d'animaux que l'on aurait ainsi les moyens de sauver. Le gouvernement de l'Inde a ordonné, en conséquence, l'installation d'une station centrale du mode indiqué. Si cette dernière création est suivie d'heureux résultats, ce ne sera qu'un début et il en sera installé un grand nombre dans le reste de l'Inde. »

Dans une lettre, en date du 18 février 1884, M. Mills dont il est question dans l'article ci-dessus, écrit au Laboratoire de Paris et lui fait connaître que les pertes par le charbon, pour la résidence de Madras seulement, s'élèvent à plus de 10,000 animaux chaque année, et il joint à cet envoi une carte sur laquelle il indique toutes les localités contaminées.

Le 15 mars 1884, Lord Lyons, ambassadeur d'Angleterre en France, signale, à M. Pasteur, les ravages que le charbon fait dans le Punjab ; et il lui demande au nom du gouvernement des Indes les moyens d'y remédier.

L'illustre savant répond par la lettre suivante qui trace le programme de la vulgarisation du vaccin charbonneux à l'étranger.

Paris, 19 mars 1884.

« A Lord Lyons, ambassadeur d'Angleterre,

à Paris.

« J'ai l'honneur de vous accuser réception de votre lettre du 15 mars courant, par laquelle vous me demandez, au nom du Gouvernement des Indes Orientales, les moyens à employer pour combattre, dans le Pundjab, les maladies des animaux de l'espèce bovine, surtout « la fièvre splénique, « engendrée par la présence du Bacillus anthracis. »

« Cette question est résolue aujourd'hui pour la France, dans les meilleures conditions, et de la manière la plus efficace, par une double inoculation, faite de douze à quinze jours d'intervalle, de liquides appelés « VACCINS CHARBONNEUX, » qui sont préparés à l'aide du « Bacillus anthracis » diminué, à deux degrés différents, dans sa virulence mortelle.

« Le livre ci-joint, intitulé « *Le Charbon et la Vaccination Charbonneuse* » et composé par M. Chamberland, sur les données de mon laboratoire, et avec les renseignements qui y sont parvenus, vous fera connaître les procédés d'atténuation du virus virulent, et les premiers résultats obtenus en France dans les années 1881 et 1882.

« Quoique les derniers résultats soient très satisfaisants, ceux de l'année 1883, par un perfectionnement progressif des méthodes, le sont bien davantage : LA MORTALITÉ qu'on peut attribuer à la vaccination NE S'EST PAS ÉLEVÉE A UN POUR MILLE SUR CINQ CENT MILLE ANIMAUX VACCINÉS (bœufs, vaches, moutons, chevaux).

« Peut-on transporter aux Indes la pratique de la vaccination, et en attendre les mêmes bienfaits qu'en France ? Sans aucun doute ; mais à une condition, c'est qu'on suivra aux Indes les mêmes errements qu'en France, et par là, j'entends qu'on se servira principalement de bons vaccins bien éprouvés et fraîchement préparés.

« En d'autres termes, si une fabrique (laboratoire) de tels vaccins contre le charbon était établie aux Indes, les résultats obtenus seraient ceux qu'on obtient en France. Mais les vaccins dont il s'agit, se modifient avec le temps, et perdent de leur efficacité si on les utilise après un long repos : toutefois, il est facile de les régénérer, et de leur rendre leur valeur vaccinale aux Indes, même après l'intervalle de temps nécessaire pour aller de Paris dans ce lointain pays.

« On pourrait donc envoyer de France aux Indes les semences nécessaires pour alimenter le petit laboratoire dont je viens de parler.

« Un jeune homme intelligent, un peu habitué aux études chimiques, pourrait venir se familiariser avec les cultures des vaccins, en passant d'abord deux ou trois semaines, un mois ou plus, dans mon laboratoire, à Paris, avant de se rendre aux Indes.

« Il y a une autre manière d'agir : elle consisterait à reproduire aux Indes, *ab ovo*, toutes les manipulations et contrôles indispensables à la production et à la conservation des deux vaccins, en suivant les indications de mes publications insérées en 1881, dans les comptes rendus de l'Académie des sciences. Je juge que cette manière de procéder entraînerait à des difficultés très grandes ; car ce qui est très long et très dispendieux, ce sont les épreuves de contrôle sur les troupeaux, contrôles indispensables pour établir l'état de virulence vaccinale des deux vaccins. Tout cela a été fait antérieurement par les soins de mon laboratoire, et n'est plus à recommencer pour la France. Nous nous servons toujours des mêmes vaccins, sans cesse régénérés par la culture, pour les besoins des éleveurs français.

« Je vous engage à prendre pour les Indes, ce même point de départ, c'est-à-dire ces mêmes vaccins français.

« En résumé, je vous conseillerais :

1° De faire envoyer à Paris un jeune homme qui apprendrait dans mon laboratoire la culture des vaccins. Il irait ensuite installer aux Indes un petit laboratoire, sur les indications que je lui donnerais ; il pourrait même emporter de France tous les éléments matériels (appareils indispensables) à cette installation.

5° De mon laboratoire de Paris, les semences des vaccins et même les liquides de culture, tout prêts à être ensemencés, lui seraient expédiés dans la mesure des besoins de vos exploitations aux Indes.

« Si vous désiriez plus de détails, je prierais M. Chamberland, à qui j'ai confié le service des vaccins charbonneux, de s'entendre avec vous, ou avec une personne par vous déléguée. »

Veuillez agréer, Monsieur l'Ambassadeur, l'hommage de mon respect,

L. Pasteur.

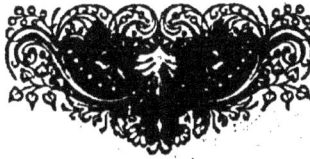

XIII

LABORATOIRES A L'ÉTRANGER

Statistiques comparées.

En effet la fabrication, la culture des vaccins charbonneux est une opération de laboratoire bien délicate.

A l'origine M. Pasteur avait annoncé aux corps savants que les vaccins pourraient être cultivés pour ainsi dire indéfiniment en conservant leur virulence propre ; et que les spores fixant cette virulence, pourraient être expédiées dans le monde entier, jusque dans les pays les plus éloignés, en gardant leurs propriétés préservatrices.

La pratique a prouvé le contraire. Les virus, au lieu d'être, comme on le supposait, fixes et immuables, sont très variables, se modifiant sous l'action du temps, des circonstances climatériques, etc., etc. On s'en est rendu compte dans différents cas aux œdèmes d'un volume variable qui se formaient à l'endroit où l'inoculation avait été faite sur l'animal, puis à des accidents survenus.

Cette variation dans la virulence des vaccins a une importance d'autant plus grande qu'il faut dans leur application tenir compte de la différence des races. Il est des races de moutons fortes, d'autres plus sensibles, alors ; le premier vaccin se trouve relativement trop faible ou trop virulent. Il y a donc nécessité d'éprouver, une première fois, sur les diverses races, le degré de la force des vaccins qui doivent leur convenir.

Aujourd'hui, grâce aux recherches nombreuses faites sur la virulence relative des vaccins, et sur les conditions de conservation de cette virulence. MM. Pasteur, Chamberland et Roux sont assurés de la stabilité de leurs vaccins *frais récemment préparés.*

Il est toujours recommandé à MM. les vétérinaires de ne pas conserver de vaccins en réserve et de les employer aussitôt reçus, à quelques jours près, bien entendu.

Cette recommandation a surtout une grande importance pour le premier vaccin, car sa virulence diminue plus rapidement que celle du second. Le second vaccin en attendant son inoculation, devra être mis au frais, dans une cave, par exemple.

Le problème de la conservation intégrale de la virulence du vaccin mis dans des tubes de verre pendant un temps assez long n'est pas résolu et ne le sera probablement jamais ; on ne fera pas que des germes vieux, tendant vers la mort, aient la même force et la même activité que des germes récents ou des bactéridies adultes en pleine voie de reproduction et de développement.

Pour ces raisons, M. Pasteur, très désireux de répandre sa méthode et cédant aux sollicitations de divers pays s'est décidé à autoriser, à l'étranger, la création de « *laboratoires de vaccin charbonneux* ». Ils devront y livrer des vaccins *frais,* appropriés aux races indigènes.

Les semences et les bouillons, envoyés de Paris, y seront manipulés par des préparateurs venus s'instruire et s'initier dans le laboratoire Pasteur.

Les vaccins, avant d'être expédiés sont toujours faits et vérifiés sous la surveillance immédiate, technique de M. Chamberland, directeur des laboratoires Pasteur. Autant que cela est utile, ils sont essayés sur les animaux du laboratoire, champ quotidien d'expériences.

D'après le programme exposé à Lord Lyons, ambassadeur d'Angleterre à Paris, par M. Pasteur, dans sa lettre du 19 mars 1884, des laboratoires ont été créés :

A Vienne pour l'Autriche-Hongrie, la Bosnie-Herzegovine, la Serbie, la Bulgarie, la Roumanie ;

A Buenos-Ayres, pour la République Argentine, l'Uruguay et le Paraguay ;

A Madrid, pour l'Espagne.

Dans le cours de l'année 1887, il en sera établi en Italie, en Russie, Allemagne, Angleterre, aux Indes, aux États-Unis, au Brésil.

Pour bien nous rendre compte de l'importance, de la valeur de la découverte du vaccin charbonneux, nous donnons, à la suite de ce chapitre, dans un tableau général, les effectifs des animaux domestiques, par tête et par race, relevés avec le plus grand soin dans tous les pays où des récensements ont été pratiqués.

Nous n'avons pu, malgré nos recherches, nous procurer des renseignements assez précis pour établir des chiffres sérieux dans les différentes contrées omises.

Aussi nous sommes-nous abstenus, à regret, pour le Brésil, les Indes et divers autres pays où la maladie sévit à l'état endémique.

Aux Indes des essais heureux de vaccination ont été faits sur les éléphants. Pour les rendre plus pratiques et les sanctionner par des chiffres, il faut qu'ils soient repris et suivis par le laboratoire établi sur place.

Quant à la Turquie nous n'avons mentionné que la race ovine, 20 millions, ayant trouvé ce chiffre dans plusieurs ouvrages traitant d'économie et d'agriculture. Cette lacune est d'autant plus incompréhensible que nous possédons par des relevés d'importation, d'exportation et de consommation des donnèes éxactes sur ses produits agricoles et l'étendue de ses terres ensemencées.

En résumé nos chiffres sont bien au-dessous des animaux domestiques existant ; mais ils ont pour eux la sanction des statistiques officielles internationales.

La population animale connue, d'après les
recensements, est pour l'Europe de...,   **435.535.919**
L'Amérique et l'Australie de............   **317.950.701**

Soit un total de...,...........   **753,486,620**

A titre de curiosité nous avons voulu connaître la valeur en francs de ce bétail considéré comme produits ou instruments de travail. Pour y arriver nous avons cherché à établir un prix moyen par tête ; mais les prix sont si variables et ont de telles différences, selon les contrées, qu'il nous a été impossible de poser un chiffre exact pour cette richesse agricole de plus de cent milliards.

Cette richesse est frappée chaque année par le charbon. L'insuffisance absolue des statistiques de mortalité ne permet pas de déterminer les pertes, néanmoins on peut évaluer approximativement l'étendue des ravages de l'épidémie. Elle ne sévit pas également; certains pays, puis des provinces, dans ces différents pays, sont plus ou moins éprouvés, contaminés.

D'après nos renseignements particuliers, après enquêtes et études faites, nous pouvons hardiment maintenir que *un tiers* de la population animale, vivant dans des milieux malsains, est sans cesse sous le coup de la maladie et y subit une perte moyenne de 5 pour cent.

Appliquant cette donnée, à l'Europe et à l'Amérique sur **753,486,620** d'animaux dont le tiers est de **251,162,206** puis établissant la proportion de 5 pour cent, nous aurons une perte annuelle de **12,558,110** de têtes de bétail.

Le vaccin Pasteur faisant tomber la mortalité à **1** pour cent, son application générale conserverait donc annuellement à l'agriculture, à l'élevage, la différence entre **5** et **1** pour cent, soit **4** pour cent, c'est-à-dire **10,046,488** d'animaux.

L'on pourrait étendre ce calcul, logiquement rigoureux, aux Colonies, à l'Asie, l'Afrique, l'Océanie. Les documents nous manquent et les chiffres posés sont assez éloquents.

Notre but était de démontrer les résultats de l'application du vaccin charbonneux en France, puis les avantages que l'étranger doit tirer de sa vulgarisation.

Pour conclure :

La seule découverte de la vaccination du bétail rapporte à la France plusieurs millions. Aussi un des grands savants de l'Angleterre, Huxley, parlant, dans une conférence à l'Institut royal de Londres, de l'influence de la science sur la richesse publique, a pu dire avec justesse et raison :

« Les découvertes de Pasteur suffiraient à elles seules pour couvrir la rançon de guerre de cinq milliards payée par la France à l'Allemagne. »

C'est le plus bel éloge que l'on puisse faire d'un français, d'un patriote.

M. Pasteur laissera après lui dans la science une trace lumineuse ; ses découvertes appartiennent à tous. L'humanité en a déjà recueilli les bienfaits pour son existence propre et dans ses intérêts matériels.

Son œuvre est universelle.

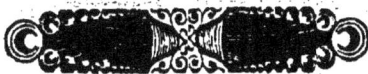

TABLEAU GÉNÉRAL

DES

ANIMAUX DOMESTIQUES

D'APRÈS

LES DERNIERS RECENSEMENTS

(Années 1871 à 1883)

———

M. Pasteur, La Rage, Le Vaccin charbonneux.

B. Tignol, éditeur, 45, quai des Grands-Augustins, Paris.

(*Novembre 1886*).

Tableau général des animaux — derniers recensements (Années 1871 à 1883)

PAYS	ANNÉES	CHEVAUX	MULETS ANES	BOEUFS VACHES	MOUTONS	PORCS	CHÈVRES	TOTAL DES TÊTES
Angleterre	1882	2,805,725	—	9,832,417	29,405,000	3,956,405	—	46,150,537
Irlande	1828	532,100	—	4,142,400	4,482,000	1,012,211	—	10,198,711
Danemark	1881	317,561	—	1,470,078	1,518,613	527,417	9,331	3,903,000
Norwége	1875	157,903	—	1,016,617	1,686,306	101,020	322,861	3,284,707
Suède	1882	400,619	—	2,257,048	1,388,321	430,618	102,893	4,648,532
Russie d'Europe	1877	17,589,118	—	27,323,219	51,822,238	10,839,000	1,517,587	109,124,252
Finlande	1880	270,463	—	1,131,002	977,006	151,938	20,182	2,559,681
Suisse	1876	100,935	5,258	1,035,930	367,549	331,575	396,065	2,240,302
Allemagne	1883	3,522,310	9,705	15,785,322	19,185,362	9,205,791	2,639,991	50,348,580
Hollande	1882	270,456	3,406	1,427,036	745,187	403,618	151,250	3,001,922
Belgique	1880	271,974	11,849	1,382,815	365,400	616,375	248,755	2,937,168
France	1881	2,811,972	705,913	11,721,450	25,035,114	5,755,656	1,791,837	47,857,081
Portugal	1873	80,720	109,006	697,029	3,081,210	1,051,931	936,860	6,039,788
Espagne	1873	680,373	2,319,810	2,907,303	22,468,000	4,351,736	4,531,228	37,319,455
Italie	1882	600,123	903,114	4,783,232	8,506,108	1,163,916	2,016,307	18,187,800
Grèce	1875	97,170	142,835	279,455	2,291,917	179,602	1,836,628	4,827,613
Autriche	1880	1,367,023	42,976	7,425,212	5,020,308	2,551,473	1,000,675	17,410,757
Hongrie	1880	2,158,819	33,746	5,279,193	15,076,997	4,413,270	572,951	27,561,085
Roumanie	1874	426,850	6,731	1,842,786	4,786,317	836,944	191,188	8,093,823
Serbie	1870	150,850	—	963,850	3,480,500	1,678,500	586,560	6,869,200
Bosnie-Herzegovine	1870	153,034	3,134	702,077	830,988	430,354	522,423	2,715,710
Luxembourg	1870	18,311	—	95,078	49,651	74,004	15,270	252,317
Turquie	—	—	—	—	20,000,000	—	—	20,000,000
États-Unis	1883	11,100,683	1,911,126	42,517,307	50,626,626	41,200,803	—	150,458,035
Canada	1871	802,072	—	2,637,274	3,302,873	2,281,563	—	9,133,782
La Plata	1872	4,000,000	—	12,000,000	63,000,000	2,000,000	—	81,000,000
Australie	1874	813,217	—	7,750,672	68,052,180	733,215	—	77,358,284

9

RÉCAPITULATION

(EUROPE — AMÉRIQUE — AUSTRALIE)

CHEVAUX..............................	51,910.40
MULETS ET ANES........................	6.366.888
BŒUFS ET VACHES......................	168.616.611
MOUTONS..............................	407.761.826
PORCS................................	99.375.340
CHÈVRES..............................	19.455.553
	753.486.620

—En Norwège, on compte en plus 96,567 RENNES employés aux travaux domestiques.

—Les chiffres indiqués ont été pris sur les tables des derniers *census*. L'auteur, dans le cours de ses voyages, en a contrôlé un grand nombre sur les documents authentiques. — A. B C.

APPENDICE

MANUEL DE L'OPÉRATEUR

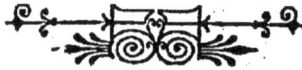

MANUEL DE L'OPÉRATEUR

Dans les vaccinations charbonneuses

PRATIQUE DE LA VACCINATION

La maladie connue sous les noms de *charbon, sang de rate, peste de Sibérie,* est produite par un organisme microscopique (bactéridie) qui envahit le sang de l'animal.

Si on introduit quelques gouttes du sang d'un animal mort du charbon sous la peau d'un mouton ou d'un lapin bien portants, la mort par le charbon survient presque dans tous les cas au bout de deux ou trois jours. La bactéridie, cause de la mort, est donc douée d'une grande virulence. Si on cultive cet organisme, c'est-à-dire si on le fait développer dans des liquides appropriés, il conserve sa virulence.

Au moyen de cultures mentionnées dans les *Comptes rendus* de l'Académie des sciences, MM. Pasteur, Chamberland et Roux sont parvenus à atténuer la virulence de la bactéridie, et ils ont pu obtenir des bactéridies d'espèces nouvelles dont la virulence va progressivement en diminuant. Ainsi, on peut avoir des bactéridies très virulentes amenant presque infailliblement la mort des animaux, des bactéridies plus ou moins atténuées qui communiquent à l'animal une maladie plus ou moins bénigne, et enfin des bactéridies dépourvues de toute virulence, ne communiquant aucune maladie aux animaux.

Or, lorsqu'un animal a eu la maladie bénigne par suite de l'introduction sous la peau de bactéridies atténuées dans leur virulence, il n'est plus apte à contracter la maladie mortelle, c'est-à-dire que cet animal ne peut plus mourir du charbon, au moins pendant un certain temps, dont la durée est d'environ une année.

C'est sur ce fait que repose le principe de la vaccination charbonneuse. Afin de ne pas communiquer aux animaux une maladie qui pourrait être grave chez quelques-uns, on fait deux inoculations préservatrices : la première, avec une bactéridie très atténuée (*1er vaccin*), qui ne donne aux animaux qu'une fièvre très légère, et une seconde, 12 à 15 jours plus tard, avec une bactéridie plus virulente (*2e vaccin*), qui tuerait un certain nombre d'animaux s'ils n'étaient pas déjà en partie préservés par l'inoculation précédente. Par suite de cette préservation partielle, les animaux n'éprouvent encore qu'une légère fièvre. Alors les animaux sont tout à fait vaccinés, c'est-à-dire sont devenus réfractaires à la maladie charbonneuse. On peut ainsi vacciner des moutons, des chèvres, des vaches et des chevaux.

PRATIQUE DE L'OPÉRATION

MOUTONS OU CHÈVRES. — Le liquide vaccinal est envoyé dans des tubes fermés par un bouchon en caoutchouc (*fig. 1*) et

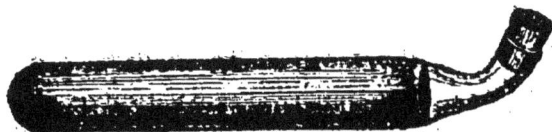

FIGURE 1

renfermant du liquide pour 50 ou 100 moutons. Ils portent l'étiquette *premier vaccin* ou *deuxième vaccin*. C'est ce liquide qu'il s'agit d'introduire, à une dose déterminée, sous la peau des animaux. Pour cela, on se sert d'une seringue de Pravaz (*fig. 2*), souvent employée par les médecins et les vé-

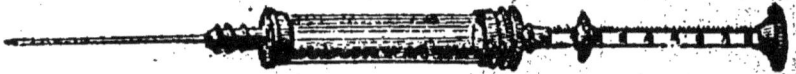

FIGURE 2

térinaires, et qui sert à faire des injections-hypodermiques. Il faut d'abord remplir la seringue de liquide. Pour cela, on retire le petit fil métallique qui est dans l'aiguille, et qui n'a d'autre utilité que d'empêcher celle-ci de se boucher par quelque corps étranger ; on ajuste l'aiguille sur la canule, on enlève le bouchon du tube à vaccin *après avoir agité ce tube pour mélanger son contenu,* et on aspire le liquide en soulevant doucement le piston (*fig. 3*). Si la seringue fonctionne très

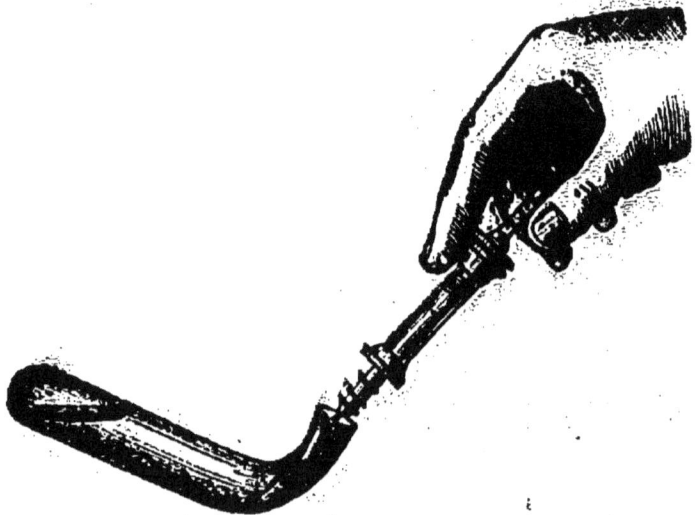

FIGURE 3

bien, elle se remplira complètement de liquide en laissant seulement une très petite bulle d'air sous le piston. Mais il arrive fréquemment que le piston est plus ou moins desséché, ou que l'aiguille ne s'ajuste pas très bien sur la canule. Dans ce cas, le liquide ne remplit pas complètement la seringue, et une bulle d'air assez grosse reste sous le piston. Il faut rajuster l'aiguille sur la canule et rejeter le liquide dans le tube (*fig. 4*). On recommence la même manœuvre deux ou

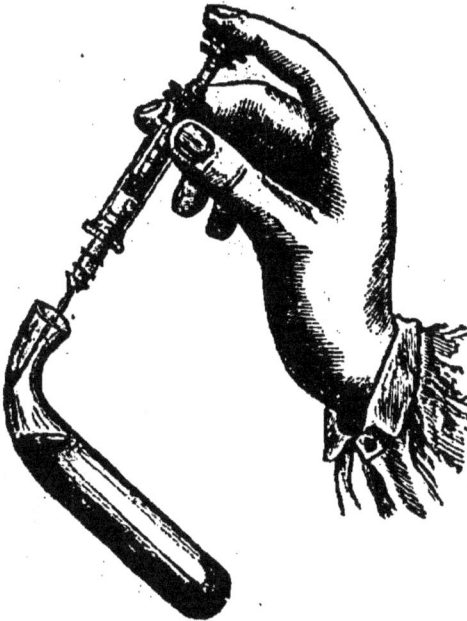

FIGURE 4

trois fois, alors le piston est mouillé, et, si l'aiguille est bien adaptée sur la canule, la seringue se remplit complètement. Cette première condition est indispensable (1).

(1). Dans le cas où, par hasard, le piston serait très desséché et laisserait passer de l'air, on ferait bouillir de l'eau, on la laisserait refroidir dans le vase où elle a été

La seringue étant complètement remplie, on tourne le petit curseur qui est en haut de la tige du piston, de façon à le faire descendre jusqu'à la division marquée **1** sur la tige (*fig. 2*). Puis un aide saisit le mouton à vacciner et le présente à l'opérateur, en le tenant par les membres antérieurs, dans

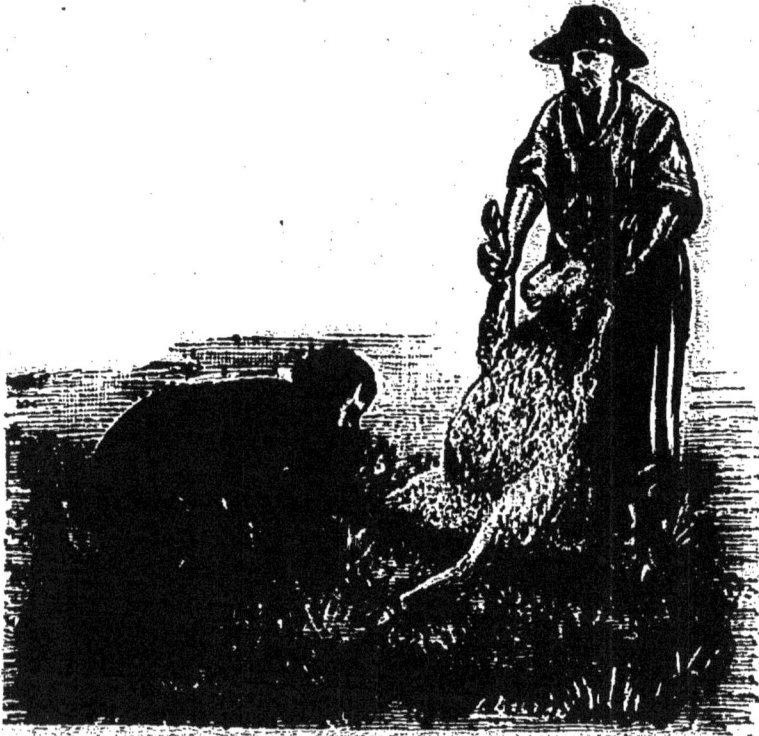

FIGURE 5

l'attitude assise sur les ischions (*fig. 5*). L'opérateur introduit son aiguille sous la peau, vers le milieu de la cuisse droite,

bouillie jusqu'à ce qu'elle soit tiède, et on aspirerait deux ou trois seringues de cette eau pour faire gonfler le piston. Il ne faut jamais se servir d'eau qui n'a pas été bouillie pour cette opération.

puis pousse le piston jusqu'à ce que le curseur touche la seringue. L'inoculation du premier animal est ainsi faite. On retire la seringue et on tourne le curseur en sens contraire de la première fois, jusqu'à l'amener à la division marquée **2** sur la tige. On inocule alors le second mouton. On amène le curseur à la division, **3**, etc., chaque seringue suffisant ainsi à vacciner 8 moutons. On remplit de nouveau la seringue, et ainsi de suite. Avec un peu d'habitude, on arrive facilement à inoculer 150 moutons par heure.

Douze à *quinze* jours après, on pratique la même opération avec le deuxième vaccin, mais en piquant cette fois la cuisse gauche, c'est-à-d're celle qui n'a pas reçu la première inoculation.

VACHES, BŒUFS ET CHEVAUX. — On se sert du même vaccin que pour les moutons et les chèvres, mais on l'introduit à dose double, c'est-à-dire qu'on fait descendre le curseur à la chaque division **2**, puis on l'amène à la division **4**, puis **6**, etc., la seringue servant à vacciner **4** animaux au lieu de **8**.

Au lieu de faire la piqûre à la cuisse, on la fait derrière l'épaule, pour les vaches et les bœufs, et à l'encolure, pour les chevaux, de façon à ce que le collier ne porte pas sur les piqûres.

La peau des vaches et des bœufs étant quelquefois difficile à percer avec l'aiguille, il faut avoir soin d'appuyer l'aiguille exactement suivant l'axe de la seringue pour ne pas la briser. Il est bon aussi de faire un pli à la peau avec la main gauche pour faciliter l'introduction de l'aiguille. La même aiguille qui a servi pour les moutons peut aussi servir pour les vaches et les bœufs ; mais, par mesure de précaution, il y a dans la boîte à seringue une aiguille plus forte pour la vaccination des gros animaux.

REMARQUE TRÈS IMPORTANTE. — Il importe extrêmement que le liquide vaccinal soit introduit sous la peau à l'état de *pureté parfaite*. Si ce liquide était impur, en effet, c'est-à-dire s'il était souillé par de l'eau qui n'a pas été bouillie, par des poussières, des saletés quelconques, on introduirait, en même temps que la bactéridie atténuée, des organismes étrangers qui pourraient, ou bien donner lieu à une autre maladie (septicémie, phlegmon, etc.), ou bien empêcher la vaccination. Pour éviter ces inconvénients, le liquide est envoyé tout à fait pur, et on l'aspire directement dans le tube, mais il faut aussi que la seringue soit *pure*. Cette condition est remplie pour les seringues neuves, qui n'ont jamais servi ; mais, quand elles ont servi à une inoculation, il faut les remettre à neuf. Cette opération est assez délicate, *il ne faut pas que la seringue serve à plusieurs jours d'intervalle sans une purification complète.*

Pour que le liquide vaccinal conserve aussi toute sa pureté, il faut le mettre au frais, autant que possible dans une cave, et il ne faut pas qu'un tube qui a été ouvert serve le lendemain ou les jours suivants ; par conséquent, *tout tube ouvert doit être employé dans la journée,* sinon le reste du tube doit être absolument rejeté.

Quand on agit avec trop de précipitation, soit parce qu'on est pressé par le temps, soit que l'on ait un grand nombre de moutons à vacciner, il peut arriver, sans qu'on le remarque, que l'aiguille de la seringue traverse la peau, alors le liquide vaccinal est rejeté au dehors. Il peut se faire surtout qu'on néglige de relever le curseur, et que, en poussant le piston, il n'entre pas du tout de liquide vaccinal sous la peau. Dans ces circonstances, s'il s'agit de la première inoculation préventive, comme le premier vaccin n'a pas été introduit dans l'économie, le second vaccin, plus actif, peut provoquer des accidents, même la mort.

Il faut également veiller, surtout quand on inocule le premier vaccin, à ce que des moutons ne s'échappent pas des mains de la personne qui les présente à l'opérateur. Ces moutons viennent se mêler aux autres et reçoivent le deuxième vaccin sans avoir été déjà partiellement préservés par le premier. De là des accidents possibles.

Autre circonstance à laquelle il faut bien prendre garde : la seringue plus ou moins pleine renferme très souvent de l'air au-dessus du liquide. Si la position de la main de l'opérateur présente la seringue de telle sorte que la bulle d'air soit en haut de la seringue, près de l'aiguille, le piston pousse de l'air, et ainsi on n'a pas vacciné du tout. Ce manque de précaution est fréquent.

Les bœufs et les vaches ne manifestent généralement aucune tumeur sensible aux points inoculés. Les chevaux, et particulièrement les jeunes chevaux, ont quelquefois des œdèmes plus ou moins volumineux dont ils guérissent toujours et assez promptement, *sans traitement quelconque*.

Voir pour plus de détails l'ouvrage de M. Chamberland, intitulé : « Le Charbon et la Vaccination charbonneuse. »

Les vaccinations préventives contre le « ROUGET DES PORCS, » se pratiquent de la même manière — en faisant la remarque importante que :

Les porcs ne doivent être vaccinés que de l'époque de leur sevrage jusqu'à l'âge de quatre mois au plus.

TABLE DES MATIÈRES

PREMIÈRE PARTIE

M. PASTEUR. — SA VIE. — SES ŒUVRES.

DEUXIÈME PARTIE

LA RAGE. — L'INSTITUT PASTEUR.

TROISIÈME PARTIE

LE CHARBON. — LES VACCINS. — STATISTIQUES.

APPENDICE

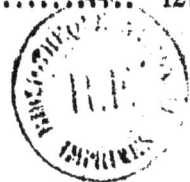

Naples. — Imp. Vincent Forest et Émile Grimaud, place du Commerce, 4.

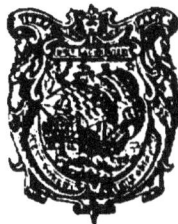

www.ingramcontent.com/pod-product-compliance
Lightning Source LLC
Chambersburg PA
CBHW071913200326
41519CB00016B/4591